Komalpreet Kaur
Shefali Singla
Virender Kumar

# Equilibração oclusal

Komalpreet Kaur
Shefali Singla
Virender Kumar

# Equilibração oclusal

ScienciaScripts

**Imprint**



Cover image: www.ingimage.com

This book is a translation from the original published under ISBN 978-620-8-17184-1.

Publisher:
Sciencia Scripts
is a trademark of
Dodo Books Indian Ocean Ltd. and OmniScriptum S.R.L publishing group

120 High Road, East Finchley, London, N2 9ED, United Kingdom
Str. Armeneasca 28/1, office 1, Chisinau MD-2012, Republic of Moldova, Europe
Printed at: see last page
**ISBN: 978-620-8-26726-1**

# RECONHECIMENTO

*Sinto-me imensamente grato ao refletir sobre este percurso. A conclusão desta dissertação não é um feito solitário, mas um esforço coletivo que não teria sido possível sem o apoio de muitas pessoas que me orientaram, encorajaram e acreditaram em mim.*

*Em primeiro lugar e acima de tudo, agradeço a Deus Todo-Poderoso pela Sua presença constante na minha vida. Cada bênção e cada desafio fortaleceram-me, dando-me lições que moldaram não só o meu trabalho, mas também o meu carácter*

*Gostaria de expressar a minha mais profunda e sincera gratidão à* ***Dra. Shefali Singla****, MDS, Professora e Diretora do Departamento de Dentisteria Protética e Coroas e Pontes, Instituto de Ciências Dentárias e Hospital Dr. Harvansh Singh Judge, Universidade de Panjab, Chandigarh. Ela tem sido uma mentora e guia excecional ao longo de toda esta jornada. A sua experiência inigualável, aliada à sua profunda dedicação aos seus alunos, deixou um impacto indelével no meu crescimento profissional. Deu-me constantemente feedback perspicaz, ajudando-me a aperfeiçoar a minha investigação e a elevar a qualidade desta dissertação. A sua atenção ao pormenor, paciência e disponibilidade para responder às minhas infindáveis perguntas demonstraram o seu profundo empenho no meu sucesso.*

*Estou igualmente em dívida para com o meu co-orientador,* ***Dr. Virender****, MDS, Professor Assistente, Departamento de Dentisteria Protética e Coroa e Ponte, pelo seu apoio constante e conselhos perspicazes. A sua visão e o seu empenho na excelência levaram-me continuamente a ultrapassar os meus limites e estou eternamente grato pela sua orientação.*

*Também expresso o meu sincero agradecimento aos membros do corpo docente do Departamento de Dentisteria Protética e Coroas e Pontes, incluindo* ***o Dr. Komal Sehgal****,* ***o Dr. Lalit Kumar****,* ***o Dr. Sharique Rehan****,* ***o Dr. Puneet*** *e* ***o Dr. Sunint Singh****. O seu feedback e assistência foram inestimáveis durante todo o processo de investigação.*

*Aos meus superiores hierárquicos - Dr.ª* ***Neha Verma****,* ***Dr.ª Jyoti Yadav****,* ***Dr.ª Manisha Khanna*** *e* ***Dr.ª Neha Gaur - e*** *aos meus colegas - Dr.ª* ***Charnpreet Singh*** *e* ***Dr.ª Shrishti Bhardwaj*** *- pelo vosso apoio inabalável e camaradagem. A vossa presença tornou esta viagem agradável e motivadora.*

*Uma menção especial às minhas alunas - Dr.ª* ***Poornima, Dr.ª Shivani, Dr.ª Chhaya, Dr.ª Shreya, Dr.ª Soumya, Dr.ª Riya, Dr.ª Harleen Arora, Dr.ª Preeti e Dr.ª Shrutika*** *- pelo seu encorajamento e assistência nos momentos críticos.*

*Dedico o meu trabalho aos meus pais,* ***S. Kamal Singh*** *e* ***Smt. Raj Rani****, e ao meu irmão,* ***Sr. Karanveer Singh****, pelo seu amor incondicional, carinho, orientação e inúmeros sacrifícios que me fizeram chegar a esta posição.*

*A família nem sempre é de sangue. São as pessoas na nossa vida que querem que sejamos bem sucedidos. Gostaria de agradecer ao meu querido* ***Dr. Tushar Raheja****, que me deu força ao longo desta jornada. Por último, agradeço imenso a todos os que, consciente ou inconscientemente, contribuíram para a realização deste trabalho.*

***Obrigado a todos os que fizeram parte desta viagem.***

**Dr. Komalpreet Kaur**

# ÍNDICE

# CAPÍTULO-1
# INTRODUÇÃO

A função mastigatória normal é caracterizada pela ausência de interferência oclusal nos movimentos de fecho e deslizamento. A carga oclusal deve ser proporcionalmente distribuída em ambos os lados da mandíbula durante a posição intercuspidal e deve incorporar um número suficiente de contactos dentários na posição de relação cêntrica. Durante o processo de mastigação, pode ser difícil detetar contactos prematuros e interferências cuspais porque estes problemas podem ser naturalmente evitados pelo paciente. Os contactos oclusais deflectivos podem estimular o sistema neuromuscular. Mesmo pequenos desvios nos contactos oclusais (8 -20 μm) podem ser sentidos pelo ligamento periodontal e causar dor e desconforto[1], o que pode levar a desarmonias oclusais graves, resultando numa função mastigatória prejudicada.

Os contactos oclusais deflectivos podem ser tratados através de vários métodos, incluindo a remodelação redutora (Equilibração, Retificação selectiva), o reposicionamento (Ortodontia), a remodelação aditiva (Restauração) ou o reposicionamento cirúrgico do segmento dentário ou esquelético. Frequentemente, são necessárias combinações de escolhas. [2]

O equilíbrio oclusal é uma das opções de tratamento para corrigir a desarmonia oclusal. É um procedimento dentário terapêutico e conservador que envolve a trituração selectiva das vertentes ou cristas das cúspides dos dentes para remover ou corrigir interferências oclusais que perturbam a função oclusal normal. O equilíbrio oclusal pode ser efectuado tanto em dentes naturais como em reconstruções protéticas, tais como coroas dentárias, pontes ou próteses. O objetivo do equilíbrio oclusal é obter uma oclusão funcional e não uma oclusão ideal. De acordo com a GPT 10, o equilíbrio oclusal é definido como "a modificação da forma oclusal dos dentes com a intenção de igualar a tensão oclusal, produzir contactos oclusais simultâneos ou harmonizar as relações cuspais". [3]

Schuyler, em 1935, descreveu pela primeira vez que o equilíbrio oclusal tradicional se baseia na posição de relação cêntrica[4]. A relação cêntrica é considerada a posição de referência mais estável e reprodutível para a mandíbula. Esta posição de referência é utilizada como ponto de partida para os ajustes oclusais. É alcançada quando os côndilos mandibulares sofrem uma rotação pura em torno do eixo terminal da charneira durante a função relaxada e assintomática dos músculos elevadores da mandíbula. A estabilidade da posição do eixo da dobradiça é essencial para um ajuste oclusal bem-sucedido[2][5] e assegura que a mandíbula do paciente está numa posição relaxada e anatomicamente correta, o que é importante tanto para fins de diagnóstico como terapêuticos. Alcançar a relação cêntrica pode ajudar a aliviar a dor e o desconforto associados à DTM, tornando-a um ponto de referência valioso para os ajustes oclusais. Uma relação saudável entre os músculos e as articulações é o primeiro passo para uma oclusão saudável.

Uma nova técnica foi desenvolvida por Kerstein et al (1993), denominada desenvolvimento de orientação anterior completa imediata (ICAGD)[6], que é um procedimento de equilíbrio oclusal guiado por T-scan que visa reduzir o tempo de desoclusão posterior, o que ajuda a reduzir a atividade contrátil muscular e a interromper a fadiga e o espasmo. Observou a resolução completa dos sintomas da síndrome de dor miofuncional crónica (MPDS) em 51 dos 53 pacientes que foram submetidos a ICAGD[7]. Esta técnica permitiu que todos os movimentos da mandíbula fossem livres e não guiados pelo operador e a sequência de ajustes foi completamente invertida em comparação com a do equilíbrio oclusal tradicional. Todas as excursões mandibulares foram ajustadas e a desoclusão posterior imediata em todas as excursões foi estabelecida antes de qualquer ajuste de fechamento habitual ser feito. O contacto molar foi diminuído. [6]

O equilíbrio oclusal requer um elevado nível de perícia e precisão. Os contactos prematuros (inerentes ou devidos a uma restauração ou modificação oclusal recente) podem gerar uma patologia de incoordenação muscular chamada co-contração protetora. Os dentistas têm de avaliar cuidadosamente a oclusão do doente, identificar áreas de interferência ou desequilíbrio e efetuar os ajustes necessários. Este processo exige um conhecimento profundo da anatomia dentária, da dinâmica da oclusão e dos princípios da estabilidade oclusal. É um desafio técnico e requer uma mão firme e um olhar atento. Quaisquer erros cometidos durante o procedimento podem ter consequências duradouras para a oclusão do paciente e para a saúde oral geral.

# CAPÍTULO-2
# INDICAÇÕES E CONTRA-INDICAÇÕES

## INDICAÇÕES

O equilíbrio oclusal, como qualquer outro tratamento, deve ser efectuado apenas quando existe uma indicação clara para um paciente específico. Não deve ser efectuado como medida preventiva na esperança de evitar ou atrasar potenciais problemas futuros que ainda não são evidentes.

1. O equilíbrio oclusal pode ser indicado na fase pré-restauradora, ou seja, antes de qualquer tratamento restaurador, desde casos simples, como uma coroa, até casos complexos, como uma reabilitação total da boca. A remoção de prematuridades e interferências antes da preparação dos dentes permite obter resultados mais previsíveis no final. A orientação funcional pretendida pode ser planeada ou estabelecida no pré-operatório, pelo que não surgem surpresas durante ou após a fase de restauração. O controlo da oclusão do paciente é um resultado automático do ajuste oclusal pré-restaurador[8].

2. O equilíbrio oclusal pode ser utilizado para gerir certos distúrbios temporomandibulares/funcionais ou como parte de um procedimento de restauração abrangente, como a reorganização da oclusão. [9]

3. O equilíbrio oclusal é indicado quando existem provas claras de que a alteração da oclusão pode aliviar ou eliminar os sintomas de uma determinada desordem temporomandibular (DTM). Antes de proceder ao equilíbrio oclusal, é aconselhável utilizar uma tala oclusal. Se a tala oclusal reduzir com sucesso os sintomas de DTM, isso indica que os contactos específicos ou a posição da mandíbula proporcionados pela tala oclusal são benéficos. Este resultado positivo apoia o uso de retificação seletiva para alcançar benefícios semelhantes e potencialmente resolver o distúrbio permanentemente [2][5]

4. Como a mandíbula é guiada numa relação cêntrica, pode ser deslocada por contactos deflectores nas direcções anterior, posterior, anterolateral e posterolateral. A maioria dos pacientes em que o equilíbrio oclusal é útil são

aqueles em que a mandíbula é deslocada uma pequena distância anteriormente. Se a deslocação anterior for igual ou superior a meia cúspide, é duvidoso que a trituração selectiva possa conseguir uma correspondência entre os planos inclinados dos dentes mandibulares e maxilares. Os pacientes nos quais a mandíbula está deslocada lateralmente podem ser ajudados pelo equilíbrio oclusal se a quantidade de deslocamento lateral for pequena. Se a deslocação lateral for grande, o desgaste seletivo resultará num espaço entre os planos inclinados vestibulares das cúspides vestibulares mandibulares e os planos inclinados linguais das cúspides vestibulares maxilares no lado da deslocação. Mais uma vez, é necessária uma prótese ou uma combinação de equilíbrio oclusal e prótese. [10]

5. Outros casos em que o equilíbrio oclusal pode ser utilizado são as oclusões de mordida aberta e as falsas oclusões de classe III (falsas mordidas cruzadas anteriores) [11]

6. Pode ser utilizado após o tratamento periodontal para proporcionar estabilidade à oclusão e para prevenir complicações pós-operatórias e melhorar o prognóstico. [12]

7. Tratamento da síndrome dolorosa miofuncional através da diminuição do tempo de desoclusão, diminuindo assim a atividade muscular[7].

8. O equilíbrio oclusal pode ser benéfico após o tratamento ortodôntico para melhorar a estabilidade através do estabelecimento de uma oclusão funcional. A resolução de quaisquer problemas oclusais após a ortodontia pode ajudar a prevenir recaídas e melhorar o resultado do tratamento. O melhor momento para o equilíbrio oclusal pós-ortodôntico é geralmente entre 6 meses e 1 ano após o início da fase de contenção. [8]

9. Alguns autores relataram no seu estudo que a hipersensibilidade dentária, na presença de contactos oclusais prematuros muito pequenos de 200µm, pode ser tratada com sucesso com o ajuste oclusal. [13]

## CONTRA-INDICAÇÕES

1. As alterações oclusais irreversíveis diretas são contra-indicadas se as articulações temporomandibulares (ATM) estiverem desordenadas e não conseguirem suportar confortavelmente a carga. Ambos os côndilos devem estar totalmente confortáveis, mesmo sob pressão firme. Se houver qualquer indicação de tensão ou sensibilidade nas ATMs, os procedimentos de equilíbrio devem ser evitados. Por outro lado, se as ATMs puderem tolerar confortavelmente uma carga firme, é provável que se mantenham confortáveis com uma oclusão bem ajustada que se alinhe harmoniosamente com as ATMs corretamente assentadas. A chave para a previsibilidade está em saber com certeza que as ATMs não são uma fonte de dor ou desconforto antes do início do equilíbrio. Isso pode ser determinado através de testes de carga adequados, como os utilizados por Dawson. Pode ainda ser verificado pelo uso de uma tala de desprogramação anterior, uma história e um exame adequado. Se houver alguma dúvida sobre o potencial para um resultado de tratamento bem sucedido, é sempre possível verificar uma resposta usando um tratamento reversível. Esta é uma das maiores vantagens das talas oclusais. Se isso for feito, a tala permissiva deve ser feita para uma relação cêntrica perfeita com uma rampa anterior para a desoclusão posterior [5]

2. Os doentes emocionalmente perturbados podem ou não ser candidatos adequados para o equilíbrio. Se o tratamento for recusado apenas devido à depressão de um doente, pode levar a um aumento do stress e exacerbar a situação. Quando o diagnóstico é exato e o doente tem uma compreensão realista do seu desequilíbrio oclusal, a obtenção de bons resultados pode exigir mais tempo e compaixão. No entanto, se um doente tiver expectativas irrealistas sobre os resultados do tratamento, devem ser evitados procedimentos irreversíveis. Em vez disso, efetuar todos os ajustamentos utilizando talas oclusais reversíveis. O equilíbrio oclusal direto só deve ser tentado quando os sintomas estiverem controlados com as talas e o paciente compreender plenamente a necessidade da correção oclusal [2]

# CAPÍTULO-3

# OBJECTIVOS

## 1. ESTABELECIMENTO DE FUNÇÃO E OCLUSÃO ESTÁVEL

Conseguir uma oclusão funcional e estável é essencial para manter as estruturas periodontais e o aparelho mastigatório saudáveis e é o objetivo principal do procedimento de equilíbrio oclusal. Uma oclusão estável assegura que os dentes superiores e inferiores se unem corretamente, promovendo a saúde e a função oral global. Os dentes posteriores devem receber cargas bilaterais, simultâneas e equipotentes para que não haja sobrecarga numa ou noutra região[14]. Dois factores importantes relacionados com a localização dos contactos são o contacto da ponta da cúspide e o contacto do dente como um todo.

**Contacto da cúspide:** É preferível o contacto entre a ponta da cúspide e a fossa do que o contacto entre a superfície larga da cúspide.

**Contacto dos dentes como um todo:** Os contactos nos dentes mandibulares estão frequentemente perto da crista marginal distal ou da área da fossa e os contactos nos dentes maxilares estão frequentemente perto das cristas marginais mesiais ou da área da fossa. (Figura 3.1) (Não deve haver contacto na face distal da cúspide superior e na face mesial da cúspide inferior. Uma vez que estes contactos direcionam as forças para longe do eixo longo e causam consequências em todo o maxilar, diminuindo o overjet. (Figura 3.2a) Por outro lado, os contactos que ocorrem nas vertentes mesiais dos dentes superiores e nas vertentes distais dos dentes inferiores resultam num aumento do overjet [14] [2] (Figura 3.2b)

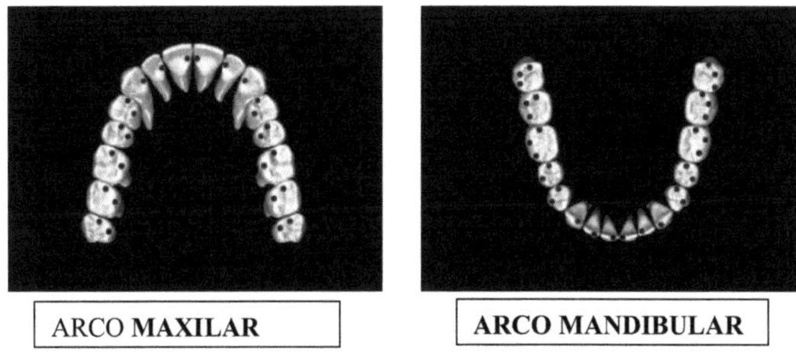


**Figura 3.1) Contactos centrados ideais [2]**

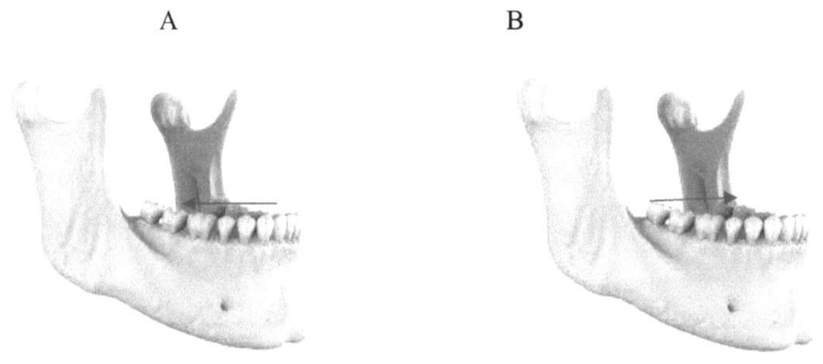


**Figura 3.2) Consequências no posicionamento mandibular A) Os contactos na face distal da cúspide superior e na face mesial da cúspide inferior resultam numa diminuição do overjet B) Os contactos que ocorrem nas vertentes mesiais dos dentes superiores e nas vertentes distais dos dentes inferiores resultam num aumento do overjet [14]**

## 2. ESTABELECIMENTO DA HARMONIA NA RELAÇÃO CÊNTRICA E NA OCLUSÃO CÊNTRICA [2]

Como a mandíbula é guiada em relação cêntrica, é desviada por interferências. Envolve a identificação e remoção de todas as interferências na excursão protrusiva e lateral, assegurando que os dentes se juntam harmoniosamente na posição cêntrica dos côndilos. O resultado final deve ser contactos cêntricos estáveis e, nos movimentos de excursão, os dentes anteriores devem contactar harmoniosamente. Ao marcar os pontos de contacto oclusal, deve haver pontos atrás (paragens cêntricas) e uma linha à frente (orientação anterior) (Figura 3. 3)

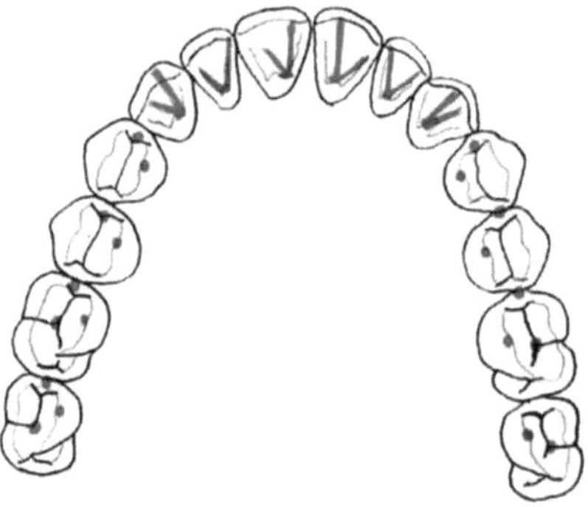

**Figura 3.3: Fórmula para a oclusão perfeita**

**(Linhas na frente e pontos atrás) [2]**

## 3. ELIMINAÇÃO DE IINTERFERÊNCIAS OCLUSAIS E PREMATURIDADES[8].

A prematuridade é a parte do dente que entra em contacto antes de todos os outros dentes entrarem em contacto em relação cêntrica. Estas prematuridades ocorrem geralmente após certos procedimentos dentários como a restauração ou a ortodontia, podendo também ocorrer naturalmente em alguns casos.

A interferência refere-se a qualquer contacto entre dentes que perturbe o movimento normal e suave do maxilar. Especificamente, envolve o contacto no lado de equilíbrio e o contacto posterior na protrusão.

## 4. ELIMINAÇÃO DOS FACTORES DESENCADEANTES OCLUSAIS E DOS SINAIS E SINTOMAS QUE OS ACOMPANHAM [8]

Envolve a identificação e remoção de factores dentro da oclusão que levam a problemas, tais como dor, desconforto ou disfunção. O objetivo é aliviar estes sintomas e questões associadas a problemas de oclusão.

No entanto, é importante notar que, embora o ajuste oclusal possa resolver muitos problemas relacionados com a oclusão, pode não eliminar todas as formas de traumas relacionados com a oclusão. Em casos graves, podem ser necessários tratamentos adicionais, como terapia periodontal, ortodontia, prótese dentária ou intervenções cirúrgicas para resolver completamente os problemas. Este facto enfatiza a necessidade de uma abordagem abrangente para tratar problemas oclusais e dentários complexos[5].

# CAPÍTULO-4
## COMO RECONHECER OCLUSÕES ESTÁVEIS E INSTÁVEIS

Uma oclusão visualmente agradável pode não ser necessariamente estável em termos de função e saúde a longo prazo. Por outro lado, o que parece ser uma má oclusão pode ser uma oclusão estável e funcional para um determinado indivíduo. A classificação de Angle centra-se na cúspide mesiovestibular do primeiro molar superior em relação ao sulco vestibular do primeiro molar inferior. Assim, mesmo as oclusões que podem parecer más oclusões graves quando analisadas através de sistemas de classificação como a classificação de Angle podem, de facto, ser estáveis. Algumas oclusões que parecem enquadrar-se na classe I de Angle quando avaliadas em condições normais podem apresentar instabilidade quando observadas em intensidade máxima ou em modelos de estudo não montados. Isto realça a importância de considerar vários factores e indicadores para além da aparência visual quando se avalia a estabilidade de uma oclusão. Factores como a saúde da articulação temporomandibular, padrões de desgaste, mobilidade e outros sinais de instabilidade fornecem uma visão mais abrangente da estabilidade oclusal. [5]

### SINAIS DE OCLUSÃO ESTÁVEL [2][15]

A. **Articulação temporomandibular (ATM):** A oclusão estável é frequentemente caracterizada por uma ATM saudável e funcional. A ATM deve estar livre de dor ou disfunção.

B) **Dentição e estrutura de suporte:** Numa oclusão estável, a dentição e as estruturas de suporte devem apresentar as seguintes caraterísticas

1. **Ausência de desgaste patológico:** Não deve haver desgaste anormal ou excessivo dos dentes.

2. **Sem mobilidade:** Os dentes não devem ser móveis.

3. **Sem migração:** Os dentes devem manter as suas posições.

4. **Periodonto saudável:** As estruturas de suporte, incluindo o ligamento periodontal e o osso, devem ser saudáveis

**SINAIS DE OCLUSÃO INSTÁVEL [15][2][5]**

A) **Dentes hipermóveis:** Dentes hipermóveis, onde um ou mais dentes se movem excessivamente, são indicativos de instabilidade. Os molares que apresentam uma mobilidade substancial, apesar de as radiografias sugerirem que têm suporte ósseo suficiente, são uma indicação clara de uma oclusão instável.

B) **Desgaste patológico:** Quando há uma quantidade anormal de desgaste nos dentes, isso sugere uma oclusão instável. O desgaste que penetrou na dentina é um sinal definitivo de oclusão instável. Embora o assunto seja debatido, o desgaste oclusal deve-se normalmente a uma combinação de factores, incluindo atrito, erosão, abrasão e utilização incorrecta da escova de dentes. Se forem observadas múltiplas lascas ou fracturas, tanto pequenas como grandes, nos dentes e restaurações, isso pode indicar uma oclusão patológica.

C) **Hipersensibilidade dentinária cervical**:

A hipersensibilidade dentinária cervical é muitas vezes surpreendente, uma vez que é frequentemente causada por traumatismos oclusais. O tratamento mais eficaz para aliviar esta sensibilidade é o equilíbrio oclusal.

D) **Migração dos dentes:** A migração dos dentes pode ocorrer de várias formas, incluindo

1) **Deslocação horizontal**

2) **Intrusão**

3) **Supra-erupção**

E) **Fremitus:** A vibração sentida nos dentes quando o paciente "corta" na sua mordida natural ou oclusão intercuspidal máxima é normalmente atribuída a uma oclusão patológica. Para os dentes anteriores, isto é frequentemente causado por uma violação do envelope de função.

**NOTA:** É importante notar que a observação de uma oclusão estável não é uma garantia de que esta se manterá estável no futuro. A monitorização contínua e a observação cuidadosa por parte do dentista são cruciais para detetar sinais precoces de instabilidade ou problemas. A resolução imediata dos problemas pode evitar tratamentos mais extensos e dispendiosos no futuro. Os pacientes devem ser informados sobre a possibilidade de problemas futuros e aconselhados a comparecer a exames de revisão para garantir que a sua saúde oral se mantém estável.

## REQUISITOS PARA O EQUILÍBRIO DO SISTEMA MASTIGATÓRIO [2]

1. **Articulação temporomandibular (ATM):** A ATM deve funcionar confortavelmente, mesmo quando sujeita a carga ou pressão durante actividades como a mastigação. A estabilidade e o conforto das ATM são importantes para um movimento da mandíbula sem dor.

2. **Orientação anterior em harmonia com os movimentos funcionais da mandíbula**

A orientação anterior refere-se à forma como os dentes anteriores guiam a mandíbula durante os movimentos funcionais, como a mastigação e a fala. Deve ser harmoniosa e estar alinhada com os movimentos naturais da mandíbula para facilitar uma função suave e eficiente.

3. **Não interferência dos dentes posteriores:** Para que haja um equilíbrio no sistema mastigatório, é fundamental que os dentes posteriores (molares e pré-molares) não interfiram nas excursões laterais e protrusivas. Quando o côndilo deixa a relação cêntrica, os dentes posteriores devem se desencaixar para evitar interferências e garantir um movimento suave.

4. **os dentes devem estar em harmonia vertical com o comprimento de contração repetitiva dos músculos de fecho:** O alinhamento vertical dos dentes deve estar em harmonia com o comprimento a que os músculos de fecho se contraem durante os movimentos repetitivos. Este alinhamento ajuda a prevenir a tensão muscular e o desconforto nos músculos.

5. **Todos os dentes devem estar em harmonia horizontal com a zona neutra**: A posição horizontal e o alinhamento dos dentes devem estar em harmonia com a zona neutra, que é a área onde as forças dos lábios e das bochechas de um lado e da língua do outro estão equilibradas. A obtenção deste equilíbrio garante a estabilidade do sistema mastigatório.

# CAPÍTULO-5
# ARMAMENTARIUM

## 1. INDICADORES OCLUSAIS [16]

**Os indicadores oclusais** são utilizados para determinar e caraterizar os contactos oclusais. São classificados como: (Quadro 5.1)

1. **Qualitativo**
2. **Quantitativo**

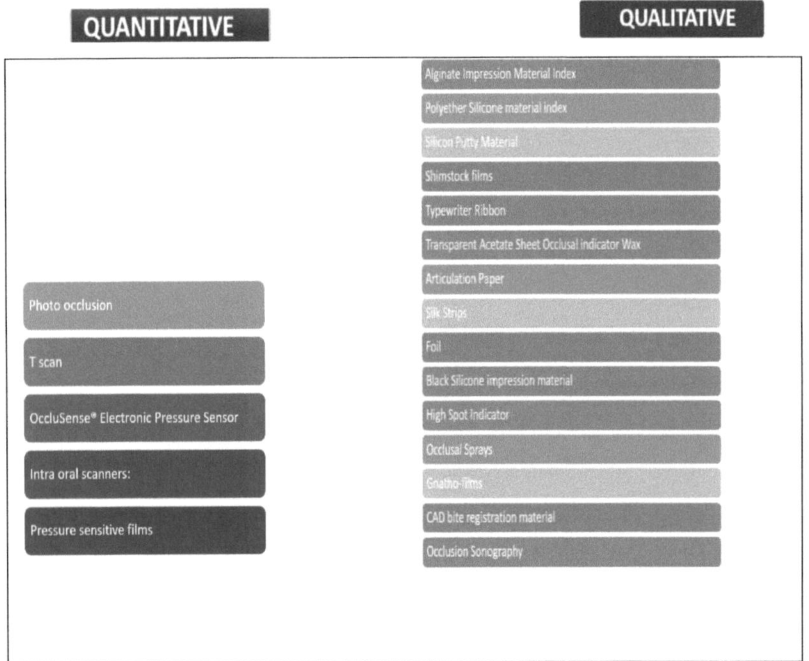


**Tabela 5.1: Classificação dos indicadores oclusais**

## MÉTODO QUALITATIVO

Permite localizar os contactos oclusais. No entanto, a sequência e a densidade não podem ser avaliadas. Embora a escuridão do contacto possa ser utilizada para determinar a densidade, não é um método preciso. De seguida, apresentam-se os vários materiais e técnicas que têm sido utilizados na literatura.

### 1. Índice de material de impressão de alginato [17]

**Técnica**

Ajustar a cadeira do doente a 30 graus em relação ao chão. Misturar o material de moldagem de alginato e aplicá-lo nas superfícies oclusais dos posteriores inferiores. O doente é instruído para fechar lentamente os dentes com uma ligeira pressão até o material de moldagem estar fixo. São efectuados vários índices ao mesmo tempo. Examinar os índices esquerdo e direito sob uma fonte de luz e registar o número e o local das perfurações. O teste do qui-quadrado é utilizado para descobrir as diferenças entre os lados direito e esquerdo no que respeita ao número e à localização das perfurações.

### 2. Índice de material de silicone de poliéter [18]

**Durbin e Sadowsky** utilizaram esta técnica principalmente para registar as alterações nos contactos oclusais após o tratamento ortodôntico. Antes de iniciar o procedimento, é efectuada uma impressão em alginato e são preparados modelos de estudo.

O paciente está sentado na posição vertical. Injetar o material de impressão de poliéter em todas as superfícies dos dentes inferiores. Em seguida, o paciente é instruído a morder suavemente até o material de impressão assentar. Remover cuidadosamente o índice e efetuar outro registo e comparar com o primeiro em termos de reprodutibilidade. Para verificar a perfuração no índice do material de moldagem de poliéter, marcar os contactos oclusais intra-oralmente utilizando a fita de articulação. Transferir a perfuração para o molde de estudo com um lápis.

## 3. Material de massa de silicone [19]

Ziebert e Donegan utilizaram silicone para fazer índices na máxima intercuspidação e na posição retruída. Os registos são recortados e posicionados nos moldes. É pintado um indicador de cor nas perfurações de cada registo para transferir os pontos de contacto para o molde. São utilizadas cores diferentes para individualizar as posições de contacto intercuspidais e retruídas.

## 4. Filmes de Shimstock [17]

A película Shimstock tem uma superfície metálica num dos lados e o outro lado é codificado por cores. Uma combinação de revestimento a cores e película metálica proporciona uma vantagem adicional de elevada precisão do ponto. Por exemplo, Bauch Arti-fol (Figura 5.1)

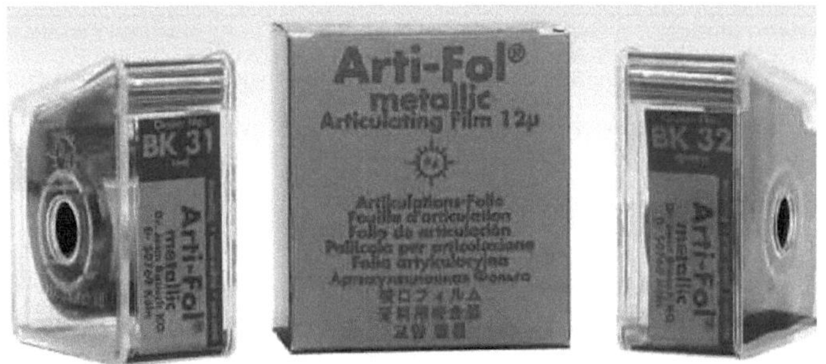


**Figura 5.1. Arti-fol**

**Fonte : https://bauschpaper.com/products/articulating-film**

## 5. Fita de máquina de escrever [19]

Ziebert e Donegan também utilizaram fita de máquina de escrever para marcar contactos oclusais ou interferências oclusais nos seus pacientes. As interferências foram marcadas com fita de máquina de escrever e os contactos verificados com película Shimstock de 0,00 polegadas. (Figura 5.2)

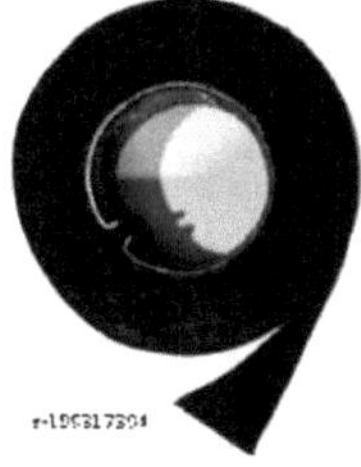

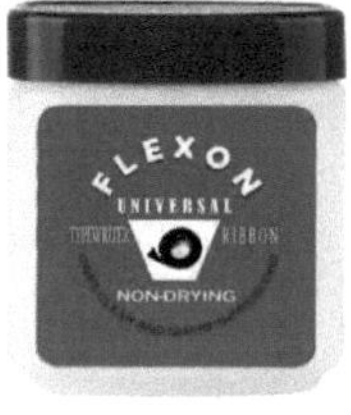


**Figura 5.2) Fita de máquina de escrever**

**Fonte https: https://First-Choice-Universal-Typewriter-Ribbon/dp/B0BXFL5CK6**

**6. Folha de acetato transparente [20]**

Este método envolve o desenho de um esquema dos dentes numa folha de acetato transparente que inclui as superfícies oclusais dos dentes posteriores superiores e inferiores, as superfícies palatinas e labiais dos dentes anteriores maxilares e mandibulares, respetivamente. É um método fácil de utilizar e fiável para registar e transferir informações sobre os contactos oclusais marcados.

**7. Indicador oclusal Cera [21]**

As ceras oclusais são folhas finas de cera, que são colocadas na boca do paciente e a quem se pede que morda. As perfurações na cera podem ser examinadas sob uma fonte de luz. Uma vez que a cera não deixa marcas diretas na estrutura dentária, os ajustes devem ser feitos relacionando as perfurações na cera para visualizar e localizar no molde de diagnóstico. As limitações da cera oclusal estão relacionadas com a imprecisão e a instabilidade dos registos. (Figura 5.3)

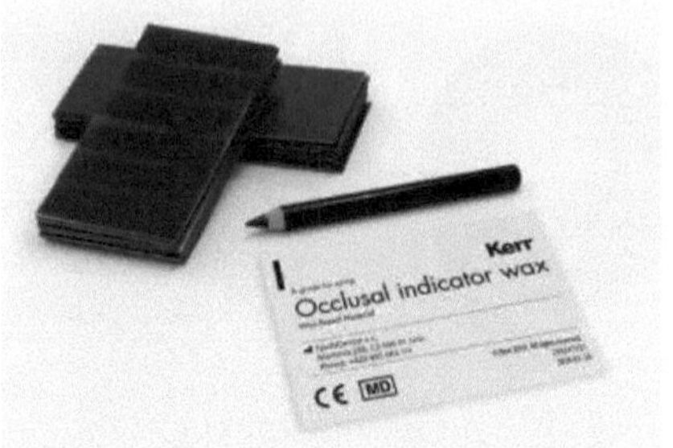


**Figura 5.3) Cera indicadora oclusal**

**Fonte https: https://www.kerrdental.com/kerr-laboratory/occlusal-indicator-wax-waxes**

## 8. Documento de Articulação [22]

O papel de articulação é uma ferramenta comummente utilizada em medicina dentária para avaliar os contactos oclusais e identificar áreas que possam necessitar de ajustes. O papel de articulação está disponível em várias formas, incluindo tiras e folhas em forma de ferradura. O papel de articulação deixa marcas caraterísticas nos dentes. Estas marcas consistem numa área central desprovida de cor, rodeada por um rebordo periférico de corante. Esta zona central é designada por "alvo" ou "íris" e indica o ponto exato de contacto entre os dentes. A densidade das marcas deixadas pelo papel de articulação não indica necessariamente a força do contacto. Pelo contrário, os contactos mais fortes tendem a espalhar a marca para a periferia do ponto de contacto real. O papel de articulação tem algumas desvantagens, incluindo a suscetibilidade de ser danificado pela saliva, a espessura e o material de base relativamente inflexível. Estes factores podem levar à criação de pseudo-contactos. Alguns fabricantes desenvolveram películas de articulação com emulsionantes adicionais ou agentes de ligação para melhorar o seu desempenho na presença de saliva. Estes agentes de ligação, como a "transculase", são adicionados ao revestimento do papel de articulação para melhorar a adesão e a transferência de cor.

Podem ser utilizadas diferentes espessuras de papel de suporte. Por exemplo, o primeiro ensaio pode ser realizado com papel de suporte azul mais espesso (200μ), que proporciona uma visibilidade imediata dos pontos de contacto. Os ensaios subsequentes podem envolver a utilização de papel de suporte vermelho mais fino (8μ), devido à sua cor intensa e ao excelente contraste com o azul. De acordo com Dawson, este é o método mais preciso para localizar as interferências oclusais. (Figura 5.4)

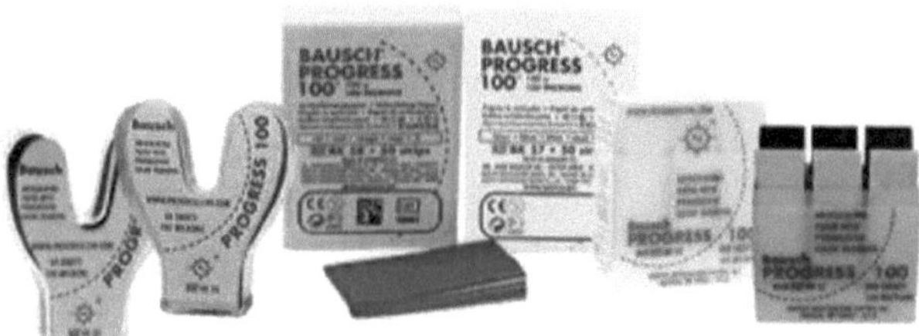


**Figura 5.4) Papel de articulação**

**Fonte: https://bauschpaper.com/products/articulating-film**

9. **Tiras de seda [22]**

A seda articulada é feita de seda natural de alta qualidade. (Figura 5.5) A seda natural é composta por fibrilhas, que são estruturas proteicas em forma de tubo com uma elevada capacidade de reserva de cor. A seda é muito resistente à rutura, fina e flexível, pelo que se adapta perfeitamente às cúspides e às fossas.

As marcas da seda articulada são extremamente precisas. Devido à sua textura, não produz pseudo-marcações de contacto. As tiras de seda, por outro lado, podem perder a sua capacidade de marcação quando os seus componentes de coloração secam, e podem também ser estragadas pela saliva. Conservam-se em local fresco e seco.

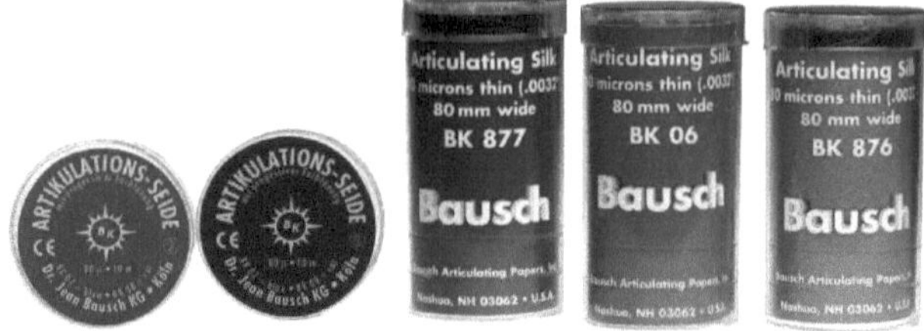


**Figura 5.5) Tiras de seda**

| Fonte: https://bauschpaper.com/products/articulating-film |
|---|

**10. Folha de alumínio** [22]

As folhas de alumínio são os materiais indicadores mais finos. São mais precisos do que o papel e a seda. No entanto, as suas marcas são menos evidentes sob pressão reduzida e em superfícies brilhantes. Por isso, é necessário aplicar uma maior pressão para obter as marcas clinicamente. (Figura 5.6)

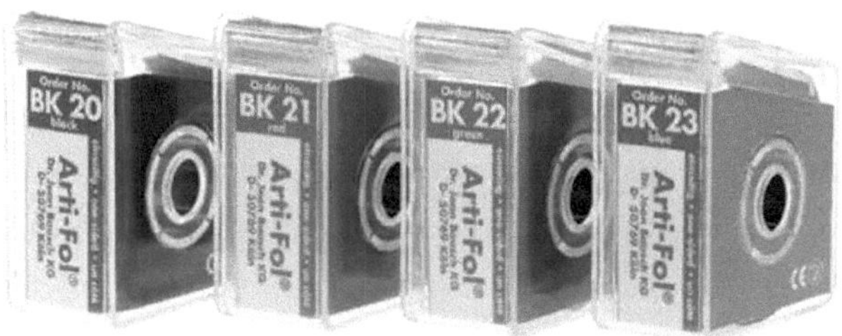


**Figura 5.6) Folha de alumínio**

| Fonte: https://bauschpaper.com/products/articulating-film |
|---|

11. **Material de impressão de silicone preto [23]**

Takai utilizou material de impressão de silicone preto para registar os contactos oclusais. O processo envolve a mistura do material de impressão e a sua aplicação com uma seringa em todas as superfícies oclusais dos dentes maxilares e mandibulares. Pede-se então ao paciente que feche suavemente a boca e mantenha essa posição até que o material de moldagem assente. Após a presa, o índice de registo oclusal é cuidadosamente removido e examinado sob uma fonte de luz para verificar os contactos. Os contactos dos dentes são identificados por perfurações e áreas translúcidas.

12. **Indicador de ponto alto [24][16]**

Trata-se de um líquido colorido aplicado na superfície oclusal com um pincel. Em poucos segundos, o solvente evapora-se, deixando uma película fina com cerca de 3 μm de espessura. Cada ponto de contacto apaga a cor precisamente no ponto de contacto, revelando o material de base e indicando os pontos altos. Este indicador também pode ser utilizado para localizar contactos em superfícies polidas, como a cerâmica. O solvente contém um corante alimentar que é seguro para utilização e pode ser facilmente removido com água quente ou álcool. (Figura 5.7)

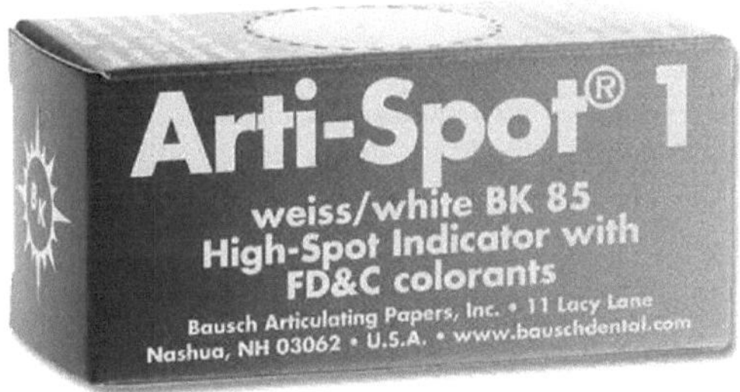


**Figura 5.7) Indicador de ponto alto**

**Fonte: https://bauschpaper.com/products/articulating-film**

## 13. Sprays oclusais [24][16]

Trata-se de um indicador de cor universal para verificar os contactos oclusais e o encaixe de coroas e pontes. São aplicados a uma distância de 3-5 cm. Deixa uma película fina na qual os contactos podem ser detectados. Estão disponíveis em diferentes cores, como vermelho, azul, verde e branco (Figura 5.8).

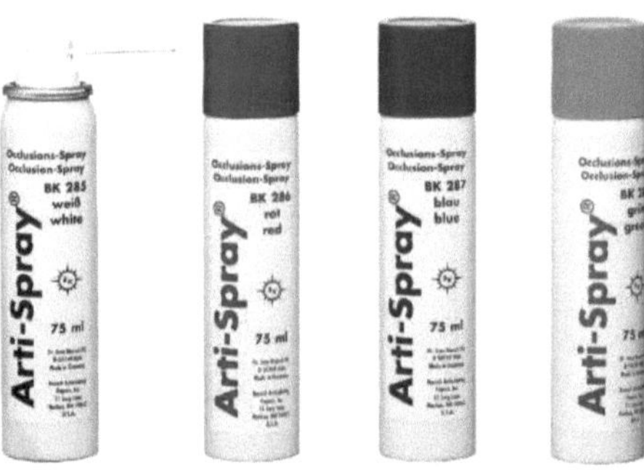


**Figura 5.8) Spray oclusal**

**Fonte: https://bauschpaper.com/products/articulating-film**

## 14. Gnatho-films [24]

Trata-se de películas de polietileno ultra-finas (16 µ) desenvolvidas pela Bausch. Têm um revestimento colorido suave de 6 µ constituído por ceras com componentes hidrofílicos. A flexibilidade do polietileno, bem como o revestimento de cor suave, permitem uma verificação precisa dos pontos de contacto reais. (Figura 5.9)

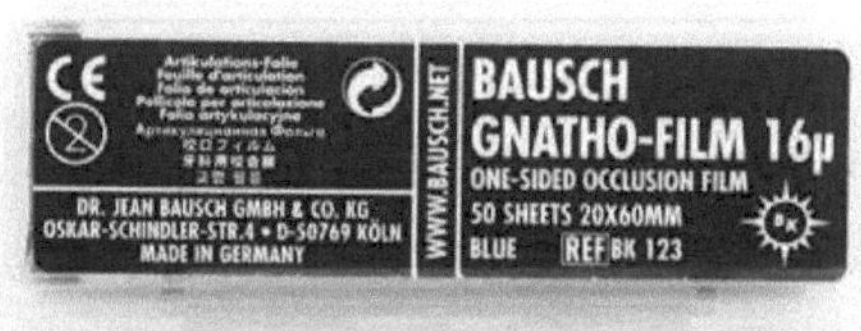


**Figura 5.9) Filmes Gnatho**

| **Fonte: https://bauschpaper.com/products/articulating-film** |
|---|

## 15. Material de registo de mordidas CAD [25]

Este material tem uma superfície reflectora. Proporciona excelentes resultados na captação de imagens com dispositivos de digitalização intra-orais. Isto permite aos profissionais de medicina dentária incorporar dados antagonistas diretamente no desenho de restaurações dentárias com tecnologia CAD/CAM, por exemplo, material de registo de mordida Virtual CAD, Occlufast CAD (Figura 5.10)

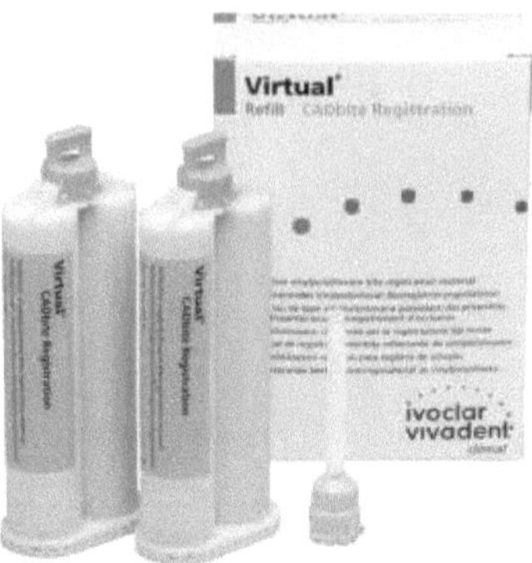


**Figura 5.10) Material de registo de mordida CAD**

**Fonte: https://www.ivoclar.com/en_in/products/impressions/virtual-cadbite-registration**

## 16. Sonografia de oclusão [26][27]

Na década de 1960, os investigadores começaram a avaliar o contacto dentário examinando os sons produzidos durante o encerramento da boca. Em 1980, o "Dental Sound Checker" (Yoshida Dental Trade, Japão) foi introduzido como um dispositivo comercial. Este dispositivo, concebido com base nos princípios de Watt, foi utilizado para avaliar os padrões sonoros do contacto oclusal. O som foi medido num indivíduo antes e depois do ajuste oclusal, tendo-se verificado uma diminuição significativa da duração do som oclusal após o ajuste

### Métodos quantitativos

**O método quantitativo** ajuda a avaliar as relações oclusais, **a sequência de contactos e/ou a densidade dos contactos**.

## 1. Foto-Oclusão [16]

Num sistema de foto-oclusão, é colocada uma película fotoplástica fina nas superfícies oclusais dos dentes. De seguida, pede-se ao paciente que morda a película durante 10 a 20 segundos. Após este período, a película é retirada da boca e analisada com um polariscópio. O contacto leve aparece em tons de amarelo, laranja e vermelho, o que representa até 40% de penetração da luz na pastilha oclusal. O contacto médio mostra um centro azul dentro do padrão de cor clara e representa uma penetração de 40% a 48%. O aparecimento de amarelo e laranja no centro azul indica um contacto intenso e uma penetração de 48% a 60%

## ANALISADORES OCLUSAIS DIGITAIS

### A. T-Scan [28][29]

O sistema de análise oclusal computorizada T-Scan introduziu uma nova abordagem para uma orientação precisa do equilíbrio oclusal. Originalmente desenvolvido em 1987 pelo Professor William L. Maness em colaboração com o M.I.T. e produzido pela Tekscan, Inc., o sistema evoluiu do T-Scan I para o T-Scan 10. O sistema T-Scan inclui um dispositivo portátil que se liga por USB a um computador portátil. Este dispositivo possui um sensor de pressão em forma de U que se encaixa entre os dentes do paciente. Quando o paciente morde, a força aplicada reduz a resistência eléctrica do sensor, produzindo dados quantitativos de força. O sistema regista a sequência de contactos oclusais desde o primeiro ponto de contacto até à máxima intercuspidação (MIP), que pode ser visualizada em tempo real no ecrã do computador. A oclusão é registada em intervalos de 0,01 segundos, fornecendo informações detalhadas sobre as forças relativas, os dentes com forças excessivas e o tempo dos contactos oclusais, ilustrando a sequência e a intensidade dos contactos dentários. Existem provas científicas suficientes que suportam a utilização do T-Scan para a análise do contacto oclusal. A evolução do hardware, sensor e software do sistema, desde o T-Scan I até ao atual sistema T-Scan 10 Novus, permitiu ultrapassar as desvantagens iniciais do sensor e do sistema. No entanto, tem sido referido que a sensibilidade dos sensores do T-Scan diminui ou desaparece quando os sensores são utilizados mais do que uma vez. (Figura 5.11)

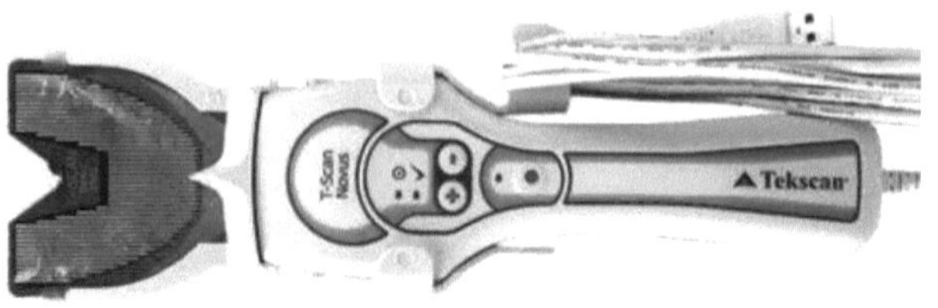


**Figura 5.11) T-Scan (Novus)**

**https://www.tekscan.com/products-solutions/systems/t-scan-novus**

**B. Sensor de pressão eletrónico OccluSense® [30]**

O sistema OccluSense®, desenvolvido pela Bausch, utiliza tecnologia digital para medir a distribuição da pressão nas superfícies oclusais com elevada precisão. Quando emparelhado com sensores OccluSense®, regista a pressão mastigatória em 256 níveis diferentes. Estes dados são depois transmitidos para um iPad para análise detalhada e armazenados, permitindo um acesso cómodo. O material fino (60 microns) e flexível permite o registo da oclusão estática e dinâmica. Além disso, o sensor revestido a vermelho marca os contactos oclusais nos dentes do paciente. Jauregi et al estudaram a repetibilidade e reprodutibilidade do t scan e do OccluSense. O seu estudo concluiu que o T scan teve um melhor desempenho do que o OccluSense. (Figura 5. 12)

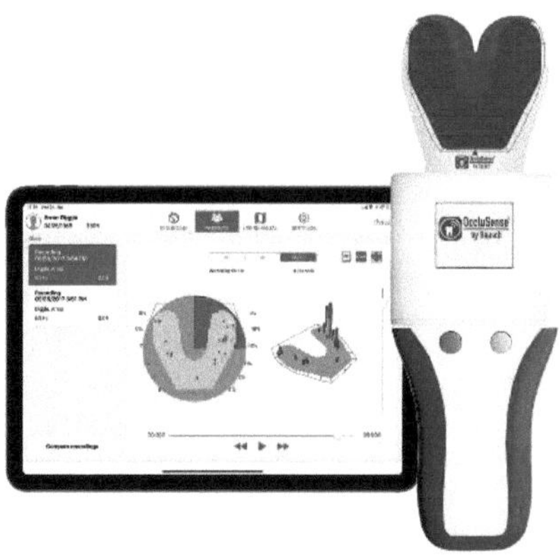


**Figura 5.12) Sensor de pressão eletrónico OccluSense**

| **Fonte: https://www.occulosense.com** |
|---|

**C. Scanners intra-orais [31]**

Para obter uma posição espacial interoclusal correta das arcadas da maxila e da mandíbula digitalizadas e articuladas, é feito um terceiro ficheiro da vista vestibular da articulação intermaxilar utilizando pontos de referência processados com um algoritmo matemático. A simulação correta dos contactos oclusais do paciente é necessária para colocar os modelos virtuais na posição de intercuspidação desejada pelo operador (normalmente posição intercuspidação máxima ou oclusão cêntrica). Este registo permite-nos omitir um registo interoclusal através da utilização de elastómeros e, posteriormente, digitalizar esse registo. Assim, as preocupações com a estabilidade dimensional dos materiais de registo interoclusal são eliminadas e o processo de registo interoclusal é simplificado. As vantagens da utilização da impressão assistida por computador (CAI) podem ser resumidas na eliminação de passos clínicos morosos, no aumento do conforto do doente e no armazenamento dos dados. Reduzir o desvio e permitir um registo interoclusal estável no caso de forças de mordida pesadas (Figura 5.13)

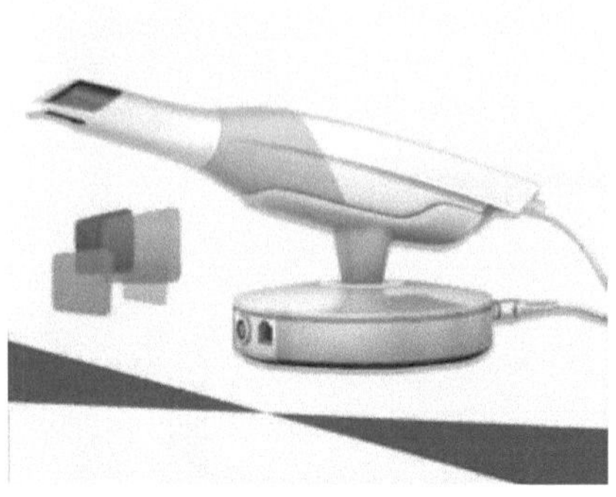

**Figura 5.13) Scanner intra-oral**

**D. Películas sensíveis à pressão [32]**

Foi introduzido um dispositivo mais recente (Dental Prescale, Japão) que regista a localização e a força dos contactos com a película sensível à força. Foi criado utilizando a tecnologia avançada da Fujifilm de revestimento de uma película fina e visualiza a distribuição da pressão em toda a superfície, mudando a sua cor para vermelho consoante a pressão aplicada. Existem nove tipos de rolos para cobrir uma vasta gama de pressões. A pré-escala colorida é digitalizada utilizando um scanner e convertida em dados numéricos por software. Podem ser efectuadas várias análises de pressão. (Figura 5. 14)

**Figura 5.14) Películas sensíveis à pressão**

| **Fonte : https://www.tekscan.com/products-solutions/pressure-sensing-film/fujifilm-prescale-film** |
|---|

## OUTROS MATERIAIS NECESSÁRIOS PARA O PROCEDIMENTO DE EQUILÍBRIO OCLUSAL:

**Suporte de película oclusal articulada**

É preferível manter os filmes no sítio com um suporte. Devem ser carregados vários suportes com duas cores, para que não se perca tempo na cadeira a substituir as fitas gastas. Por exemplo, .hu-friedy (Figura 5.15)

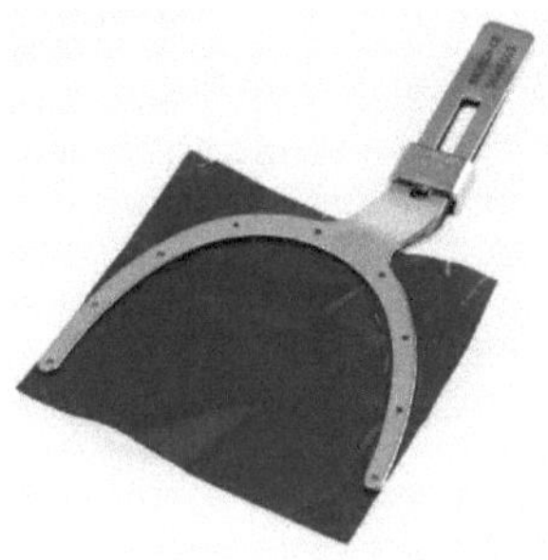

**Figura 15. Suporte de película oclusal articulada**

**Fonte: https://bauschpaper.com/products**

**Pontas e pedras abrasivas de diamante** [5]

Uma pequena pedra verde numa peça de mão de alta velocidade pode ser usada para remodelar as superfícies dentárias. É aconselhável, contudo, que os principiantes utilizem a pedra verde (Figura 5.16) numa peça de mão de baixa velocidade para evitar remover demasiada estrutura dentária demasiado depressa. Quando se ganha confiança e experiência, a peça de mão de alta velocidade pode ser usada.

A broca de acabamento em forma de bola de futebol de 12 lados e as pedras de polir brancas (Figura 5.17) podem ser utilizadas para o acabamento do esmalte.

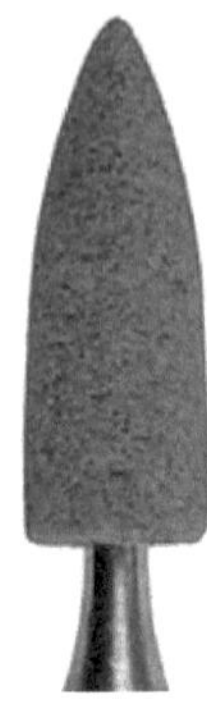

Figura 5.16)
Pedra verde

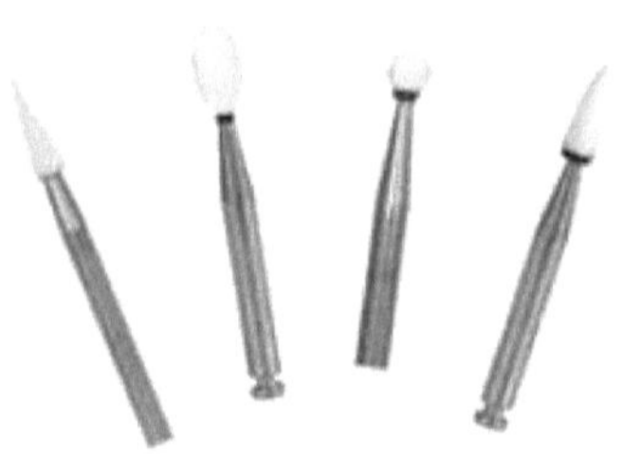


Figura 5.17) Pedras de polir brancas

Fonte : https://www.burdental.com/blog/white-stones-and-green-stones

# CAPÍTULO-6
# MÉTODO CONVENCIONAL DE EQUILÍBRIO OCLUSAL

Antes de iniciar o procedimento, o médico deve definir claramente o objetivo final para evitar uma redução excessiva. Se o objetivo não for bem compreendido, existe o risco de redução excessiva. Por conseguinte, é crucial realizar primeiro o procedimento num molde para estabelecer uma referência clara

## PROCEDIMENTO DE EQUILÍBRIO OCLUSAL EM MOLDES [9]

O articulador Hanau H2-PR é adequado para um ajuste oclusal dos modelos de estudo.

Seguir os passos subjacentes

**Etapa I.** Montar o molde com o arco facial.

**Passo II.** Determinar e registar os contactos oclusais na posição de máxima intercuspidação. O pino deve estar em contacto com a mesa incisal.

**Etapa III.** Determinar a orientação condilar e programar o articulador.

Com o membro superior bloqueado em relação cêntrica, o pino não estará em contacto com a mesa incisal até que a interferência oclusal na relação cêntrica seja removida.

**Etapa IV**. Continuar o ajustamento oclusal para trabalhar e equilibrar.

**Etapa V**. Concluir o ajuste oclusal para protrusão.

**Etapa VI**. Completar o ajustamento oclusal alisando as áreas ajustadas.

**NOTA:** No final do procedimento, o pino incisal deve estar em contacto com a **mesa incisal em oclusão cêntrica e relação cêntrica**.

**Importância do equilíbrio oclusal na moldagem [1] [3]**

a) Pode ser um instrumento didático valioso para os estudantes de medicina dentária aprenderem as técnicas e os princípios dos ajustamentos oclusais.

Limitação a) Pode ser útil avaliar até que ponto um articulador pode reproduzir com exatidão os movimentos naturais do maxilar.

b) Avaliar a exatidão na captura e transferência das relações oclusais do paciente para o articulador.

c) A identificação de interferências oclusais do lado de trabalho e do lado de equilíbrio é mais fácil em moldes montados do que na boca. Quando uma interferência de balanceamento causa uma desoclusão no lado de trabalho, é mais fácil de observar em modelos dentários montados.

d) Há situações em que é difícil prever a quantidade de estrutura dentária que pode ser removida com segurança durante um ajustamento ou a forma como o ajustamento se deve relacionar com um problema de restauração sem primeiro efetuar o ajustamento em modelos de estudo. Isto é especialmente relevante em casos complexos

NOTA: Embora os ajustamentos oclusais em moldes dentários ofereçam vantagens visuais, podem não reproduzir na perfeição os movimentos complexos da mandíbula na boca, porque o articulador tem limitações na simulação dos movimentos naturais da mandíbula

**Materiais para o equilíbrio oclusal em gesso**

Para o ajuste oclusal dos moldes, apenas é necessária uma faca afiada, calços ou papel de articulação.

## PROCEDIMENTO TRADICIONAL DE EQUILÍBRIO OCLUSAL [2]

Passos a seguir durante cada procedimento de equilíbrio oclusal:

**Etapa I.** Redução de todas as interferências oclusais para que os côndilos possam ser completamente assentados em **relação cêntrica.**

**Etapa II.** Redução selectiva de todas as interferências oclusais nas **excursões laterais**.

**Etapa III**. Eliminação de todas as interferências oclusais posteriores nas excursões **protrusivas**.

**Etapa IV**. Harmonização da **orientação anterior**.

Ao longo de cada um destes passos, é essencial manter uma comunicação estreita com o doente, assegurando que este compreende o processo e quaisquer alterações que estejam a ser efectuadas na sua oclusão. Cada passo será discutido em pormenor para garantir uma compreensão completa.

### Manipulação da mandíbula em relação cêntrica

O equilíbrio oclusal deve começar com a localização da posição de relação cêntrica musculoesquelética estável dos côndilos. Não se deve iniciar o equilíbrio oclusal a não ser que isto possa ser conseguido com confiança. A terapia com talas de mordida ou a manipulação bimanual podem ser utilizadas para alcançar a relação cêntrica.

A técnica de Dawson para posicionar a mandíbula em relação cêntrica (RC) envolve vários passos fundamentais. Começar por reclinar o doente com o queixo inclinado para cima (Figura 6.1A), o que ajuda a alinhar os côndilos mais perto da posição CR. Colocar-se atrás do doente e colocar quatro dedos de cada mão no bordo inferior da mandíbula, com os dedos mais pequenos posicionados atrás do ângulo da mandíbula. Assegurar que os dedos estão em contacto com o osso e não com os tecidos moles do pescoço (Figura 6.1B e C). Posicionar ambos os polegares na sínfise do queixo (Figura 6.1D e E). Aplicar uma força ascendente no bordo inferior e no ângulo da mandíbula utilizando os dedos, enquanto simultaneamente pressiona o queixo para baixo e para trás com os polegares. Esta pressão combinada ajuda a assentar os côndilos na sua posição superoanterior óptima contra as vertentes posteriores das eminências.

A confirmação da relação cêntrica é fundamental, uma vez que a manipulação incorrecta da mandíbula em relação cêntrica é responsável pela maioria dos insucessos do procedimento. Os músculos mastigatórios não devem apresentar rigidez ou dor e não deve haver ruído articular durante a manipulação. Não forçar a mandíbula em relação cêntrica, uma vez que tal pode ativar reflexos de estiramento nos músculos pterigóides laterais, causando potencialmente um posicionamento incorreto dos côndilos (para a frente). O teste de carga deve ser utilizado para verificar o procedimento de relação cêntrica. Se houver qualquer sinal de tensão ou sensibilidade em qualquer uma das articulações, o procedimento de equilíbrio está contraindicado. Nestas condições, a posição da articulação pode ser optimizada utilizando uma tala oclusal permissiva, antes do procedimento de equilíbrio oclusal. Os côndilos são manipulados em relação cêntrica numa posição aberta antes de ocorrer qualquer contacto com os dentes. [9][2]

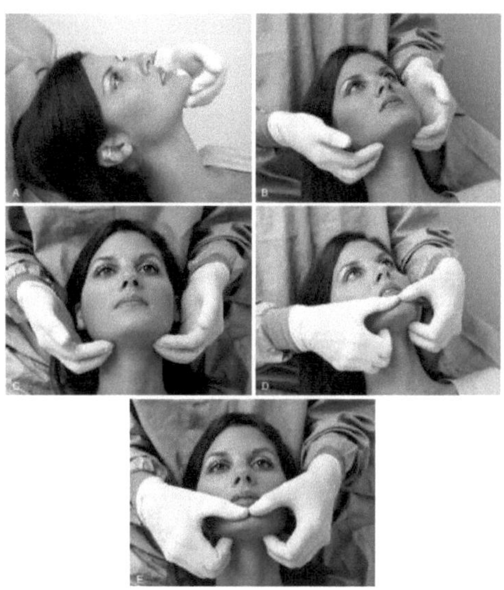

**Figura 6.1 A) Reclinação do doente com o queixo virado para cima, (B, C) colocar quatro dedos de cada mão no bordo inferior da mandíbula, (D, E) ambos os polegares sobre a região da sínfise do queixo [5]**

## A "REGRA DOS TERÇOS" [5]

A "regra dos terços" é uma diretriz clínica utilizada em medicina dentária para avaliar o contacto oclusal entre os dentes superiores e inferiores, especificamente as cúspides cêntricas. Ajuda a determinar o tratamento adequado - se é necessário um desgaste seletivo, procedimentos de restauração (como coroas) ou intervenções ortodônticas - com base na posição em que a cúspide cêntrica de um dente contacta com a inclinação interna do dente oposto durante a oclusão. **Cada inclinação interna das cúspides cêntricas dos dentes posteriores é dividida em três secções horizontais iguais ou "terços".** Estas secções ajudam o dentista a determinar o significado do ponto de contacto. (Figura 6.2)

**Determinação do ponto de contacto cêntrico:** Posicionar a mandíbula na relação cêntrica utilizando a palpação bimanual. Esta posição é crucial porque assegura que os pontos de contacto observados estão na posição mais estável e natural para o doente. Secar os dentes e utilizar papel de articulação para marcar os pontos de contacto cêntricos

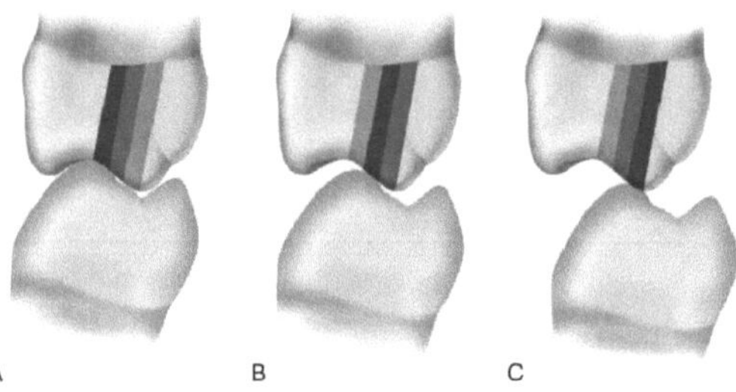


**Figura 6. 2: A) Contacto cêntrico mais próximo da fossa central B) Contacto cêntrico no terço médio da inclinação C) Contacto cêntrico no terço mais próximo da ponta da cúspide [5]**

**Avaliação do ponto de contacto cêntrico:** Observe onde a ponta da cúspide cêntrica de um dente entra em contacto com a inclinação interna do dente oposto. Se o contacto for o **mais próximo da fossa central** (a parte central e mais profunda da superfície oclusal), a trituração selectiva pode normalmente ser realizada sem danificar os dentes. (Figura 6.2A) Se o contacto se situar no **terço médio da inclinação**, a trituração selectiva pode perfurar o esmalte, pelo que são normalmente recomendados procedimentos de restauração como coroas. (Figura 6.2 B) Se o contacto for o **mais próximo da ponta da cúspide** (ou diretamente sobre a ponta da cúspide), são necessários procedimentos ortodônticos, uma vez que as opções de restauração, por si só, podem não direcionar adequadamente as forças oclusais, levando à instabilidade. Além disso, visualize a relação vestibulolingual de toda a arcada dentária para garantir que o ponto de contacto em questão é representativo da oclusão global. Este passo é crítico porque um contacto dentário atípico pode não refletir o padrão oclusal geral. (Figura 6. 2 C)

**Nota:** Quando é difícil determinar o tratamento adequado, podem ser utilizados moldes de diagnóstico montados num articulador para identificar com precisão os pontos de contacto cêntricos

## IDENTIFICAÇÃO DAS INTERFERÊNCIAS [2][5]

Se a relação cêntrica puder ser verificada na posição aberta, segure a mandíbula no seu eixo superior e feche esse arco em fracções de 1-2 mm de cada vez, sem sacudir. Pode sentir-se alguma resistência à medida que a mandíbula se fecha e os contactos dos dentes se aproximam. Fazer uma pausa de um segundo antes de começar a fechar novamente. Não deve haver redução da pressão exercida através dos côndilos. Continuar a realizar movimentos lentos de abertura e fecho até que o primeiro dente faça contacto. **Este é o primeiro.**

**Contacto oclusal em relação cêntrica**. Neste caso, há que fazer três observações.

1. Este primeiro ponto de contacto é comparado com a posição intercuspídea máxima (MICP). Quando existe uma diferença vertical notável entre a CR e a MICP, significa que há espaço para um ajuste vertical (Figura 6.3). Isto pode tornar o equilíbrio oclusal mais fácil de gerir, porque há espaço para ajustar os contactos e as relações entre os dentes. Quando não existe diferença vertical entre a MICP e a RC, isso sugere que a mordida habitual do paciente está muito alinhada com a posição estável da charneira. Nestes casos, fazer ajustes oclusais pode ser um desafio porque há pouco espaço para manobrar e ajustar as inclinações da cúspide-fossa sem causar problemas. Esta situação pode necessitar de outros tratamentos como a ortodontia (para reposicionar os dentes) ou procedimentos de restauração (para alterar as superfícies dos dentes) para alcançar a relação oclusal desejada.

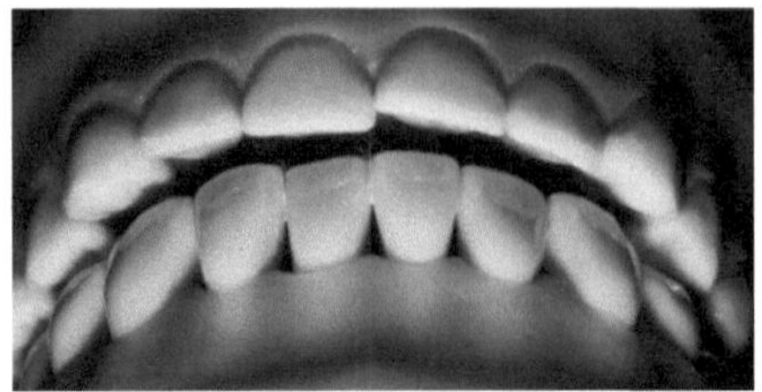

**Figura 6.3: VDO aberto ou aumentado no arco de fecho CR. [2]**

2. Identificar e marcar o contacto mais anterior em oclusão cêntrica. O objetivo é fazer com que o paciente volte a este contacto dentário mais anterior quando o equilíbrio estiver completo. Por exemplo, se os incisivos centrais estavam em contacto durante a máxima intercuspidação, devem estar novamente em contacto após o equilíbrio. Esta abordagem ajuda a manter a dimensão vertical original da oclusão, melhorando o conforto e prevenindo o fecho excessivo ou o aumento da dimensão vertical. Se o equilíbrio resultar num espaço entre os dentes anteriores superiores e inferiores, isso pode levar a problemas fonéticos e proprioceptivos. Por isso, tendo em conta a fonética, o conforto e a tensão muscular, é prudente utilizar como referência este ponto de acabamento facilmente reconhecível - o contacto mais anterior no cêntrico adquirido.

3. Após o primeiro ponto de contacto, manter essa posição durante um segundo e depois soltá-la, o que ajudará a determinar a direção e a extensão do "deslizamento" da relação cêntrica. (Figura 6.4 A) É necessário eliminar completamente o deslizamento resultante através do procedimento de equilíbrio. Enquanto o dentista manipula a mandíbula com ambas as mãos, o assistente deve inserir a fita de marcação para marcar as interferências.

**AS INTERFERÊNCIAS DA RELAÇÃO CENTRADA PODEM SER DIFERENCIADAS EM DOIS TIPOS:**

**1. Interferência no arco de fecho**

**2. Interferência na linha de fecho**

## INTERFERÊNCIA NO ARCO DE FECHO

À medida que os côndilos rodam no seu eixo de relação cêntrica, o arco mandibular segue um arco de fecho. Este arco natural de fecho deve, idealmente, permitir que os dentes inferiores se alinhem corretamente com os dentes superiores em relação cêntrica. No entanto, qualquer interferência neste arco de fecho irá deslocar os côndilos para baixo e para a frente, de modo a atingir a máxima intercuspidação.

### Lâmina anterior

O deslizamento anterior é o principal tipo de interferência no arco de fechamento. Deve-se ao contacto entre as inclinações mesiais das cúspides maxilares e as inclinações distais das cúspides mandibulares (Figura 6.4 b)

### Correção com a regra MUDL (Figura 6.5)

Para corrigir um deslizamento anterior, a regra de trituração é MUDL: **triturar as inclinações mesiais dos dentes superiores ou as inclinações distais dos dentes inferiores**

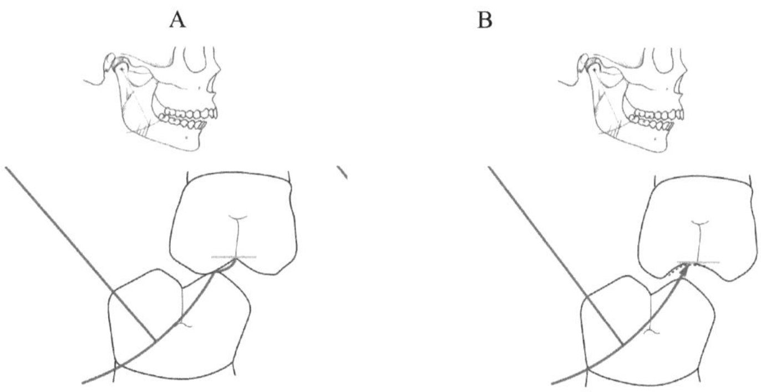


**Figura 6. 4 A) Os côndilos devem ser mantidos firmemente no eixo da relação cêntrica à medida que a mandíbula se fecha no primeiro ponto de contacto B) Remoção da estrutura dentária interferente que desvia a**

**mandíbula. A maioria das interferências no arco de fecho deslocam a mandíbula para a frente. [2]**

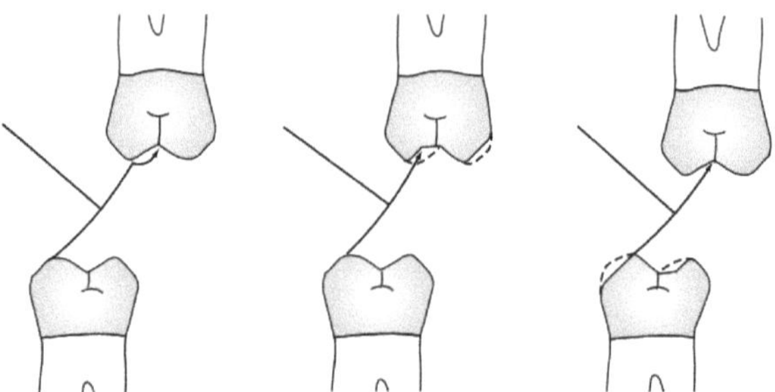

**Figura 6.5) Para corrigir um deslizamento anterior Regra de retificação: a regra de retificação é MUDL: Retificar as inclinações mesiais dos dentes superiores ou as inclinações distais dos dentes inferiores [2]**

## INTERFERÊNCIA NA LINHA DE FECHO

As interferências na linha de fecho ocorrem quando a mandíbula se desvia para a esquerda ou para a direita do primeiro ponto de contacto em relação cêntrica para atingir a máxima intercuspidação.

1. **Desvio para vestibular**: é devido às inclinações internas e externas dos dentes posteriores. Esmerilhar a inclinação vestibular do superior ou a inclinação lingual do inferior, ou ambas as inclinações. (Figura 6.6A, B) Neste cenário, as inclinações dos dentes devem ser ajustadas de tal forma que as pontas das cúspides se alinhem com o centro da fossa e sejam paralelas ao longo eixo do dente. Isto assegura uma dissipação de força favorável durante a mastigação. (Figura 6.7)

2. **Desvio para o lado lingual**: As inclinações que o criam são as mesmas que criam o desvio para o lado bucal, mas estão presentes nos dentes opostos.

**Nota:** O ajuste deve incidir sobre as inclinações dos dentes e não sobre as pontas das cúspides.

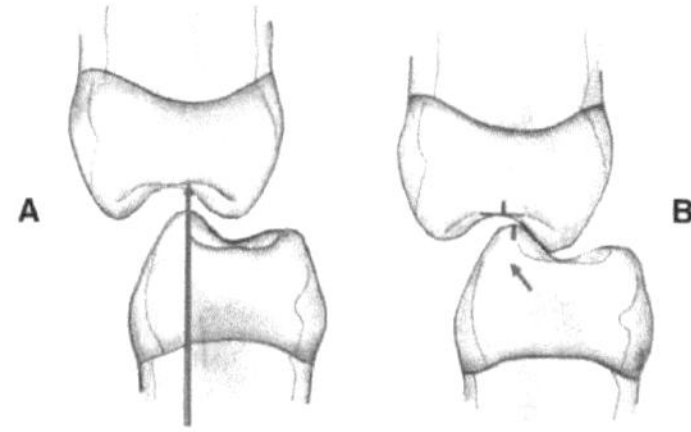


**Figura 6.6) A, A interferência numa linha reta de encerramento desloca sempre a mandíbula para longe da inclinação interferente. B) Moer a inclinação vestibular da parte superior e a inclinação lingual da parte inferior ou ambas [5]**

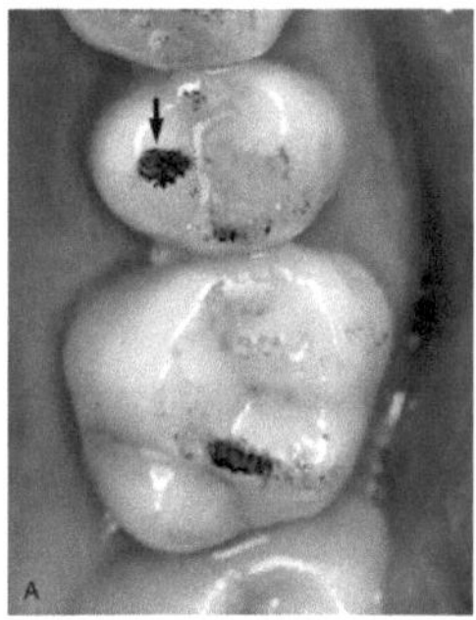


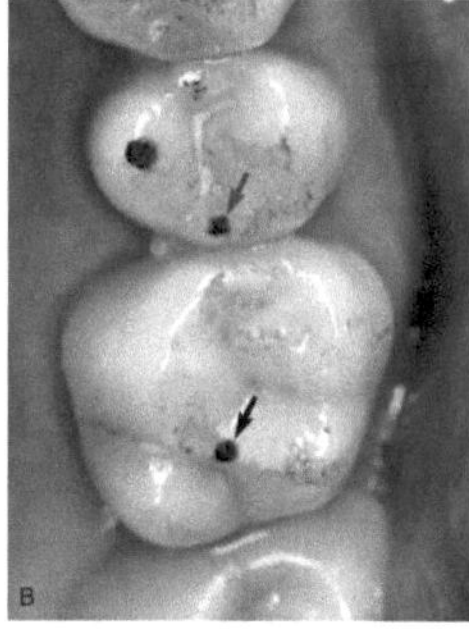


**Figura 6.7) A) Contacto que se estende até à inclinação (marca preta), B) O desbaste em inclinações resultará em contacto com o sohft na ponta da cúspide e na crista marginal.** [5]

## REGRAS DE TRITURAÇÃO [2]

**Regra 1: Estreitar as cúspides do carimbo antes de remodelar as fossas:**

Uma cúspide de selo é qualquer cúspide que se encaixa numa fossa. Normalmente, as cúspides funcionais são a cúspide vestibular inferior e a cúspide lingual superior. Todas as cúspides funcionais são cúspides de carimbo, mas todas as cúspides de carimbo não são cúspides funcionais. Isto deve-se ao facto de, em casos de oclusões deflectoras, as pontas das cúspides tenderem a desgastar-se para um contorno mais largo. Se a primeira remodelação for direcionada para abrir as fossas para aceitar cúspides de carimbo largas, desbastará desnecessariamente mais esmalte do que seria necessário para acomodar cúspides de carimbo mais estreitas. (Figura 6. 8 A) Ao estreitar as cúspides de carimbo para criar uma cúspide mais nítida, não só facilita o ajuste das vias excursivas, como também reduz as forças de carga sobre os dentes durante a mastigação. (Figura 6. 8 B)

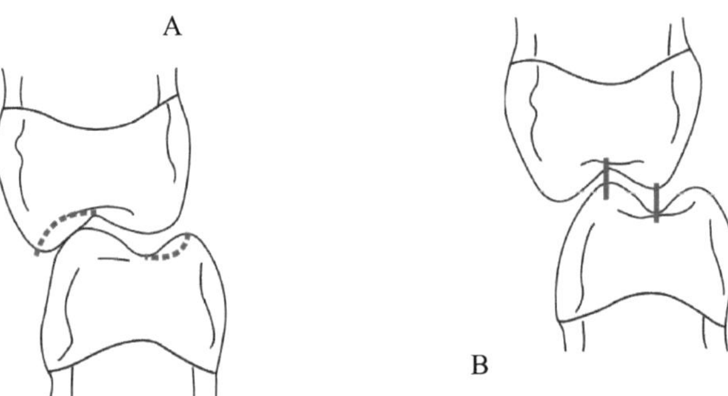


**Figura 6. 8) Observe a diferença entre a quantidade de estrutura dentária que deve ser removida para aceitar uma cúspide volumosa, triturando a fossa (A) e reduzindo os lados das cúspides do carimbo (B) [2]**

**Regra 2: Não encurtar uma cúspide de carimbo**

O objetivo principal é estreitar as cúspides largas em vez de as encurtar. O encurtamento das pontas das cúspides deve ser evitado. As cúspides devem ser estreitadas no lado que marca quando a mandíbula se fecha para o contacto da relação cêntrica. Muitas interferências produzem desvios tanto do arco de fecho como da linha de fecho ao mesmo tempo.

Os dentes superiores são sempre ajustados nas inclinações que estão viradas para a mesma direção que o carro. Os dentes inferiores são ajustados através da retificação das inclinações que se encontram na direção oposta à do deslizamento. Isto é fácil de visualizar devido a uma regra simples:

**Nota: Retificar sempre o lado da cúspide que marca a relação cêntrica.**

**Regra 3: Ajustar primeiro as interferências cêntricas**

É aconselhável dar prioridade à eliminação de todas as interferências no fecho da relação cêntrica. Há três razões para isso:

1. Quando se abordam as interferências cêntricas em primeiro lugar, permite-se a oportunidade de melhorar a posição das pontas das cúspides. A maioria das pontas das cúspides são suficientemente largas para permitir um estreitamento no sentido de uma relação mais favorável com o sulco central. Ao alinhar as pontas das cúspides de forma mais exacta, é necessária uma menor redução das paredes das fossas opostas quando se abordam as excursões laterais. Isto não só preserva a estrutura dentária como também facilita ajustes oclusais mais precisos

2. A priorização da posição das pontas das cúspides garante que o desgaste oclusal seja distribuído de forma mais uniforme entre as duas arcadas dentárias. Após a realização dos ajustes iniciais grosseiros nesta sequência, podem ser efectuados contornos finos seletivamente em cada arcada, conforme necessário. Esta abordagem equilibrada ajuda a obter uma oclusão harmoniosa e estável.

3. Ao melhorar os contornos e a posição das pontas das cúspides na relação cêntrica, as interferências excêntricas podem ser eliminadas mais rapidamente e com maior facilidade

**Regra 4: Eliminar todos os contactos de inclinação posterior. Preservar apenas as pontas das cúspides.**

Se todos os contactos excêntricos nos dentes posteriores devem ser eliminados, reduzir a inclinação posterior que marca qualquer excursão. Os batentes cêntricos devem ser preservados, mas todos os outros contactos podem ser modelados de modo a que a desoclusão posterior possa ser conseguida pela orientação anterior. Como discutido anteriormente, se as excursões laterais forem ajustadas primeiro, a opção de colocação precisa da ponta da cúspide é frequentemente perdida ou comprometida e o desgaste é normalmente feito principalmente nas paredes da fossa superior. Embora esta seja uma forma eficaz de eliminar interferências, nem sempre produz uma estabilidade óptima.

Nota: Se os dentes posteriores forem restaurados após o equilíbrio, a sequência não é tão importante, no entanto, porque a posição da ponta da cúspide pode ser melhorada nas restaurações.

## DIMENSÃO VERTICAL DA OCLUSÃO

Após o equilíbrio na relação cêntrica, a dimensão vertical da oclusão deve, idealmente, permanecer a mesma que era antes do ajuste. A eliminação de interferências que fazem com que a mandíbula se desloque para a frente pode proporcionar automaticamente um "cêntrico longo", mas isso normalmente não cria problemas.

## AJUSTE DE DENTES INCLINADOS OU CÚSPIDES MAIS LARGAS

Se a marca no dente superior for vestibular em relação à fossa central, a superfície vestibular do dente inferior é retificada para mover a ponta da cúspide para lingual. No entanto, isto deve ser feito sem encurtar a ponta da cúspide para fora do contacto cêntrico. O desgaste apenas dos dentes superiores pode mutilar desnecessariamente as cúspides superiores. (Figura 6.9)

Se a marca no dente superior for lingual em relação à fossa central e se a estabilidade puder ser melhorada, a ponta da cúspide inferior é movida para vestibular e a cúspide inferior é remodelada através da trituração das suas inclinações linguais para mover o contacto para vestibular. Isto não deve ser feito se for necessário encurtar a cúspide para fora do contacto cêntrico. A trituração apenas do dente superior pode mutilar desnecessariamente a sua cúspide lingual sem melhorar a direção das forças

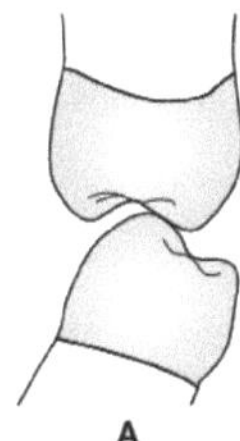

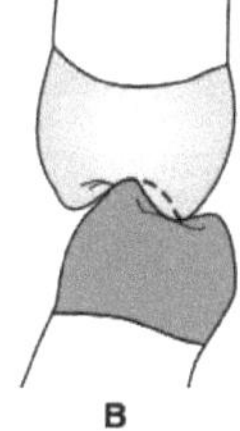

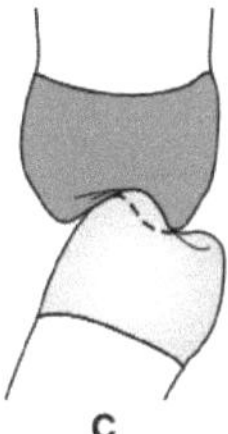


**Figura 6.9) A) Deslocamento da ponta da cúspide por trituração selectiva. B) A retificação lingual do dente inferior posiciona a ponta no centro. C) O desgaste da fossa superior não melhora a posição da ponta da cúspide e mutila o dente superior. [2]**

## INFLUÊNCIA DOS CONTORNOS DO ESQUELETO

A influência dos contornos esqueléticos, particularmente as variações dos contornos faciais que afectam a forma da mandíbula, pode ter um impacto significativo na direção do arco de fecho no equilíbrio oclusal. Seguem-se alguns pontos-chave sobre a influência dos contornos esqueléticos no equilíbrio oclusal.

**Lâminas cêntricas enganosas**: Por vezes, as lâminas cêntricas que parecem ser longas e complexas podem, na realidade, ser equilibradas com uma redução dentária mínima.

**Interferências não detectadas:** Por outro lado, algumas interferências resultantes de variações do contorno esquelético são frequentemente ignoradas durante as avaliações iniciais. Estas interferências podem ser subtis e podem não ser perceptíveis sem uma manipulação cuidadosa da mandíbula para garantir que está firmemente assente no eixo da relação cêntrica.

**Inclinações paralelas**: Nos casos em que a inclinação interferente é paralela ao arco de fechamento da relação cêntrica, a deteção do deslizamento a partir do cêntrico pode ser um desafio. Essas interferências também podem ocorrer em conjunto com a mobilidade dentária, que pode ser confundida com deslocamento mandibular. No entanto, mesmo essas interferências menores e difíceis de encontrar podem levar à incoordenação muscular e devem ser tratadas.

Para localizar inclinações interferentes associadas a variações do contorno esquelético, é essencial secar bem os dentes com ar. Deve ser utilizada uma fita de marcação nova para garantir uma marcação exacta das inclinações. Para produzir melhores marcas em inclinações acentuadas, recomenda-se bater nos dentes com pancadas afiadas. Isto pode ajudar a identificar e resolver até mesmo interferências subtis resultantes de variações do contorno do esqueleto.

## INTERFERÊNCIAS DE EXCURSÃO LATERAL

O caminho que é seguido pelos dentes posteriores inferiores quando eles deixam a relação cêntrica e se deslocam lateralmente é ditado por dois determinantes:

1. Os movimentos dos bordos dos côndilos, que actuam como determinantes posteriores

2. A orientação anterior, que actua como determinante anterior

### Manipulação para captar interferências de excursão lateral

A razão para uma manipulação especial é assegurar que a mandíbula se move no seu limite anatómico (posições de fronteira). O doente pode não utilizar toda a sua liberdade, mas qualquer interferência que impeça a mandíbula de atingir uma posição limite é um potencial fator de desencadeamento do bruxismo.

1. Manipular a mandíbula até à relação cêntrica e verificar a relação cêntrica com testes de carga.

2. Fechar o arco do eixo da relação cêntrica até ao primeiro ponto de contacto. Nota: para o refinamento final das excursões laterais, todas as interferências cêntricas devem ser eliminadas primeiro.

3. Utilizar os quatro dedos para exercer uma pressão ascendente sobre o côndilo de trabalho, colocando-o no osso e não no tecido do pescoço. (Figura 6.10)

4. Utilizar o polegar e o indicador dobrado para exercer pressão na direção do côndilo de trabalho.

5. Pedir ao doente que o deixe deslizar o maxilar para a esquerda (ou para a direita). Não relaxar a pressão para cima através do côndilo do lado de trabalho.

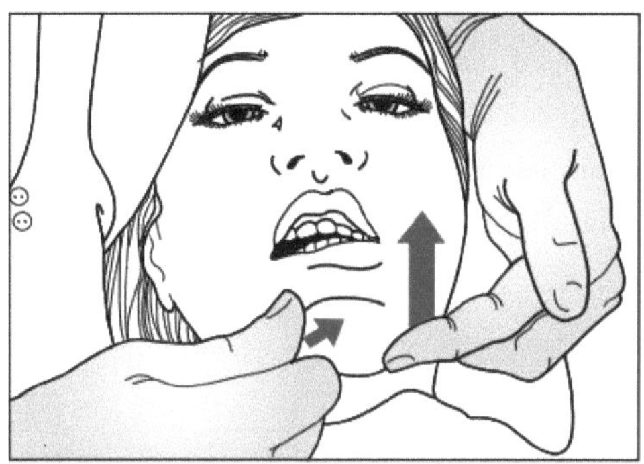

**Figura 6.10) Manipulação da mandíbula para apanhar interferências de excursão lateral [2]**

6. Inserir a fita seca na boca seca para registar as interferências. Deslizar a mandíbula para a posição do bordo exterior e, em seguida, pedir ao doente para apertar com força para voltar a centrar.

Se for permitido ao doente marcar interferências laterais através de excursões não guiadas, haverá uma tendência para deslizar anterolateralmente para o trajeto do bordo lateral. A orientação da mandíbula com uma pressão firme durante as excursões irá rotineiramente detetar interferências posteriores que não são detectadas com movimentos não guiados. As interferências laterais que só podem ser encontradas através de uma manipulação firme a partir de uma relação cêntrica verificada são normalmente as interferências que desencadeiam a incoordenação muscular e a carga muscular excessiva durante a atividade de cerrar os dentes ou de bruxear. A eliminação de interferências, mesmo que mínimas, apenas laterais aos contactos cêntricos, põe fim a muitos distúrbios oclusais-musculares que, de outra forma, não teriam solução.

## ELIMINAÇÃO DE INTERFERÊNCIAS DE EXCURSÃO

**Nota:** Finalizar os contactos de retenção estáveis antes de ajustar as excursões (Figura 6.11)

As interferências excursivas podem ser divididas em interferências protrusivas, interferências do lado de trabalho e interferências do lado de equilíbrio. Por vezes, a interferência é de tecido mole, por exemplo, a almofada retromolar ou a tuberosidade maxilar durante o movimento protrusivo. Muitas vezes, a solução corretiva é a cirurgia.

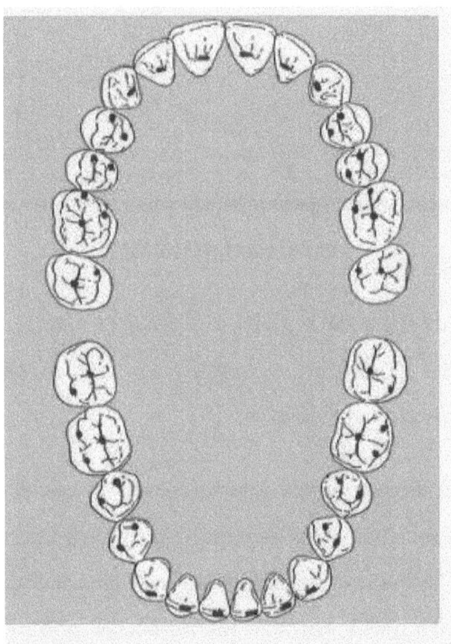

**Figura 11: Contactos cêntricos estáveis marcados com fita preta [2]**

## ELIMINAR A INTERFERÊNCIA NA EXCURSÃO LATERAL

Eliminar todos os contactos de inclinação de trabalho e de equilíbrio nas excursões, para confinar todos os contactos de excursão aos dentes anteriores no caso de oclusão guiada por canino e, no caso de função de grupo, apenas são removidas as interferências de equilíbrio. **A regra de retificação é simples:**

Retificar todas as marcas vermelhas nos dentes posteriores. Não tocar em nenhuma marca preta. (Figura 6.12)

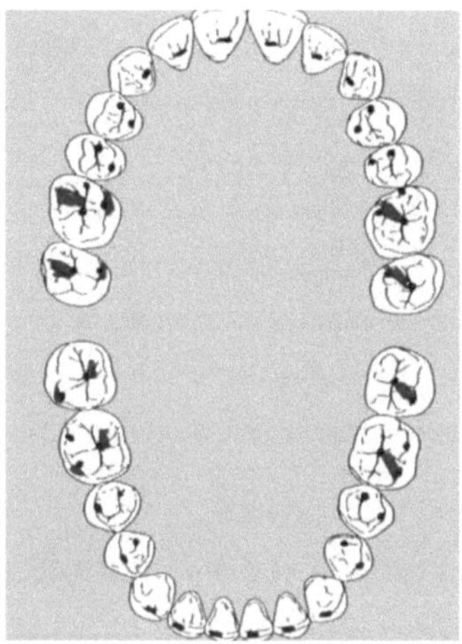

**Figura 6.12) Lixar todas as marcas vermelhas nos dentes posteriores. Não tocar em nenhuma marca preta[2].**

## INTERFERÊNCIAS SALIENTES

Apenas os dentes da frente devem tocar em excursões protrusivas. Todo o contacto posterior deve ser eliminado em protrusão, logo que os dentes posteriores se movam para a frente dos seus contactos cêntricos de suporte.

**A regra para eliminar as interferências protrusivas é** DUML: Retificar as inclinações distais dos dentes superiores ou, em alguns casos, a inclinação mesial dos dentes inferiores.

Ao retificar as interferências protrusivas, os pontos de paragem cêntricos devem ser marcados com uma fita de cor diferente, para que não sejam rectificados inadvertidamente. A mandíbula deve ser posicionada em relação cêntrica e o doente deve ser solicitado a deslizar repetidamente. Enquanto o dentista segura firmemente a mandíbula para se certificar de que os côndilos se mantêm contra as eminências durante o movimento. É necessário observar cuidadosamente as interferências protrusivas, porque muitas vezes não são detectadas, especialmente numa crista marginal ligeiramente elevada. O dentista também deve observar o ângulo da linha linguo-oclusal em direção à distal de cada dente superior e também observar as paredes da fossa na trajetória protrusiva. Todo o contacto posterior na interferência protrusiva deve ser aliviado. A desoclusão posterior em protrusão é conseguida tanto pela orientação anterior quanto pelo movimento para baixo dos côndilos protrusivos. Com uma orientação anterior íngreme, a correção das interferências protrusivas é normalmente mínima. A orientação anterior plana depende mais dos côndilos para a desoclusão, e as correcções necessárias para as interferências protrusivas são normalmente mais extensas. As interferências protrusivas são muitas vezes corrigidas por um certo grau de "trituração oca" das inclinações ofensivas, resultando em contornos de inclinação côncavos que são facilmente desocluídos pelo trajeto convexo dos côndilos.

## AJUSTAMENTO DA ORIENTAÇÃO ANTERIOR

### OBJECTIVO

1. Contactos de retenção estáveis em todos os dentes anteriores.

2. Contacto contínuo do cêntrico às bordas incisais no maior número possível de dentes anteriores em todas as excursões.

3. Orientação anterior em harmonia com o envelope de função normal do doente.

4. Desoclusão imediata de todos os dentes posteriores assim que a mandíbula deixa a relação cêntrica em qualquer excursão.

## DIFERENTES OPÇÕES

A orientação anterior pode variar de paciente para paciente, uma vez que o ângulo interincisal varia em relação ao envelope de função. **A oclusão mutuamente protegida** refere-se a uma oclusão em que os incisivos contactam durante a protrusão e os caninos contactam durante as excursões laterais. Esta oclusão é também designada por oclusão protegida por caninos. A função de grupo anterior refere-se a dois ou mais dentes anteriores em contacto durante as excursões laterais.

**A função do grupo anterior** pode incluir um canino, um lateral e ambos os incisivos centrais. Em algumas relações oclusais, apenas os incisivos contactam em excursões laterais. Não existe um tipo de orientação anterior que seja correto para todos os pacientes. Quanto mais vertical for o envelope de função, mais provável será o contacto apenas dos caninos nas excursões laterais. Quanto mais plano for o envelope da função (padrão mais horizontal), mais provável será a função de grupo

## ETAPAS DA HARMONIZAÇÃO DA ORIENTAÇÃO ANTERIOR

Passo 1. Estabelecer contactos de retenção estáveis em todos os dentes anteriores, se possível, em relação cêntrica (fecho guiado).

Passo 2. Estender o contacto cêntrico para a frente, se necessário, para permitir um fecho suave e não guiado em paragens estáveis, sem atingir primeiro a inclinação lingual. Isto é feito através de uma ligeira batida a partir de uma posição postural. Utilize uma fita de marcação vermelha para um fecho postural ligeiro. Em seguida, utilizar uma fita preta para o fecho cêntrico (guiado). Se as marcas vermelhas se estenderem a uma inclinação bastante acentuada, reduza a inclinação apenas o suficiente para permitir o fecho não guiado sem encravar na inclinação antes de estar completamente fechado. Esta ligeira liberdade é designada por centragem longa. Nunca é necessário mais do que 0,5 mm de liberdade e cerca de 50 por cento dos doentes não precisam dela.

Passo 3. Equalizar o contacto na trajetória protrusiva. Se um único dente estiver a suportar 100% das forças quando a mandíbula desliza para a frente, reduzir a inclinação conforme necessário para colocar mais incisivos em contacto na protrusão. Nota: Deve ser feita uma análise dos modelos montados para determinar se essas correcções não são mutiladoras. Se o equilíbrio destruir desnecessariamente demasiado esmalte, considerar outras alternativas, como a ortodontia.

Passo 4. Ajustar a guia anterior lateral conforme necessário para permitir excursões suaves e confortáveis que não forcem ou torçam os dentes da guia. Observar o contacto entre o canino e o incisivo lateral quando a mandíbula desliza lateralmente. Qualquer separação dos contactos é um sinal de sobrecarga.

Nota: Verificar novamente a oclusão posterior quanto a novas interferências quando a orientação anterior é alterada

**PONTOS-CHAVE**

- A relação cêntrica (ou cêntrica adaptada) é o ponto de partida para uma orientação anterior correta.
- Todas as interferências na relação cêntrica devem ser eliminadas em primeiro lugar.
- Todas as interferências posteriores às excursões laterais devem ser eliminadas.
- Todas as interferências posteriores aos movimentos protrusivos da mandíbula devem ser eliminadas.
- À medida que são feitas alterações na orientação anterior, as interferências dos dentes posteriores voltam frequentemente a entrar em contacto e têm de ser reajustadas de modo a serem excluídas.
- Se os dentes anteriores não se tocarem durante o encerramento máximo devido a uma mordida aberta anterior ou a uma sobressaliência, desenvolva a orientação anterior no dente superior mais avançado que possa contactar em relação protrusiva ou cêntrica.
- Se os dentes anteriores não conseguirem desocluir os dentes posteriores em excursões laterais, considerar a função do grupo posterior no lado de trabalho para desocluir o lado de equilíbrio

## O SEGREDO PARA TERMINAR UM EQUILÍBRIO [2]

Se não existirem problemas intracapsulares e se as dores orofaciais resultarem da hiperatividade dos músculos mastigatórios, um equilíbrio oclusal perfeito deve eliminar completamente todos os sinais de dores musculares, geralmente quando as correcções oclusais estiverem concluídas. Se o alívio completo não for alcançado, significa que o equilíbrio não foi concluído. Ou seja, as interferências oclusais ainda estão presentes. Na maioria das vezes, as interferências não detectadas estão localizadas nos últimos molares. A razão pela qual essas interferências não são detectadas é, muitas vezes, o facto de os molares interferentes estarem suficientemente soltos para serem facilmente movidos pelas inclinações deflectoras. Assim, os dentes soltos simplesmente deprimem ou movem-se para permitir que o resto dos dentes se juntem sem criar um deslizamento. O segredo para a eliminação completa de todas as interferências posteriores é um procedimento simples, mas altamente eficaz, para marcar as interferências que muitas vezes passam despercebidas. Se o paciente não estiver completamente confortável depois de pensar que completou o seu equilíbrio, faça o seguinte:

1. Secar completamente os dentes posteriores; utilizar ar, sucção e rolos de algodão, se necessário, mas secar as superfícies oclusais.

2. Utilizar uma fita de marcação vermelha nova. Colocá-la cuidadosamente para ter a certeza de que toda a superfície oclusal dos molares é coberta. Um lado de cada vez é suficiente.

3. Utilizando a manipulação bilateral, encontrar e verificar o cêntrico com uma carga firme para cima de ambos os côndilos.

4. Agora, enquanto mantém uma pressão firme para cima através das ATMs, peça ao seu doente para cortar os dentes à força. Inste o paciente a "cortar" tão rápida e firmemente quanto possível.

5. Agora, enquanto continua a segurar firmemente os côndilos para cima, peça ao doente para moer em todas as direcções o mais firmemente possível.

6. Retirar a fita de marcação vermelha e inserir imediatamente uma nova fita preta. Manipular para cêntrico e, em seguida, bater ligeiramente nos dentes apenas em cêntrico. (Figura 6.13)

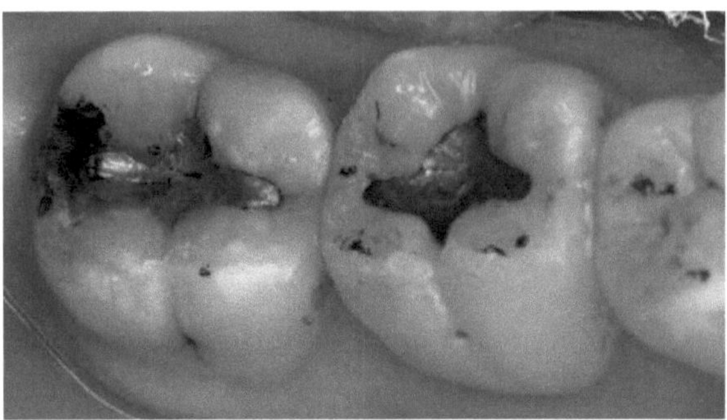

**Figura 6.13) Marcar os pontos de paragem centralizados com fita preta**

7. O que normalmente se encontra são marcas vermelhas nas inclinações das cúspides que não foram observadas nas marcações anteriores. É comum encontrar marcas vermelhas cobrindo a maior parte da superfície oclusal de um ou mais molares.

8. Retificar todas as superfícies marcadas a vermelho. Não retificar a marca preta na ponta da cúspide ou no centro da fossa.

Nota: Se uma ligeira batida na fita preta marcar apenas o molar mais distal ou não marcar uniformemente todos os pontos cêntricos, é uma indicação de que o dente posterior necessita de redução na ponta da cúspide. Caso contrário, não retificar os pontos cêntricos. Repetir a manobra firme "chop-chop grind" até que nenhuma inclinação excêntrica possa ser marcada com a fita vermelha.

**Nota:** Certificar-se sempre de que os dentes estão secos, utilizar fitas novas e verificar se a fita está corretamente posicionada.

## VERIFICAÇÃO DA CONCLUSÃO [2][5]

Muitos equilíbrios não conseguem atingir o objetivo de conforto completo. As razões para o desconforto podem não estar relacionadas com a oclusão, ou podem ser o resultado da não eliminação completa de todas as interferências oclusais nos dentes posteriores. Não é raro que, mesmo após um equilíbrio perfeito, os dentes se rebelem, reactivando assim a hiperatividade muscular e o desconforto. Existem duas maneiras de saber se ainda existem contactos dentários deflectivos prematuros: o teste de aperto e a utilização da tala de desprogramação anterior.

### Teste de aperto [2]

Instruir o doente a apertar os dentes com firmeza sem qualquer alimento na boca. Se o paciente sentir desconforto em algum dente, isso indica que o processo de equilíbrio está incompleto. Para identificar a interferência, estabilizar o dente suspeito com o dedo enquanto o paciente morde a fita de marcação, o que ajudará a revelar o problema. Assegurar que os dentes estão secos e que a fita de marcação está corretamente posicionada. Peça ao paciente para morder com força e triturar em todas as direcções enquanto realiza a manipulação bilateral das articulações. A persistência do desconforto durante o apertamento ou o ranger de dentes indica que ainda existe uma interferência. Este teste é um método fiável para confirmar que todas as interferências foram devidamente tratadas

### Tala de desprogramação anterior

Se o equilíbrio não resolver totalmente a dor ocluso-muscular, a utilização de uma tala de desprogramação anterior pode ajudar a determinar se o problema está relacionado com a oclusão. Após o equilíbrio, colocar a tala anterior para separar completamente os dentes posteriores. Se o desconforto desaparecer sem que os dentes posteriores se toquem, isso sugere que a dor estava de facto relacionada com problemas oclusais. A persistência do desconforto apesar da separação indica que as interferências oclusais podem ainda estar presentes

**RESUMO**

1. Verificar a Relação Cêntrica (RC) ou a Postura Cêntrica Adaptada (ACP): Comece por encontrar e confirmar a relação cêntrica ou a postura cêntrica adaptada do doente, assegurando que não existem distúrbios intracapsulares que afectem a articulação da mandíbula.
2. Montar moldes com arco facial e registo de mordida: Montar moldes dentários utilizando um arco facial e um registo de mordida de relação cêntrica.
3. Analisar os moldes: Analisar os moldes montados para determinar se o equilíbrio é a opção de tratamento mais adequada para a condição do doente.
4. O primeiro objetivo é identificar e eliminar qualquer deslizamento do CR e fazer batentes cêntricos estáveis, assegurando que os dentes se juntam harmoniosamente na posição cêntrica dos côndilos.
5. Contactos simultâneos: Marcar os contactos com fita vermelha. Confirmar a existência de contactos simultâneos nos dentes posteriores e anteriores, desde que o alinhamento da arcada permita esses contactos.
6. Eliminar as interferências laterais Excursivas: Marcar os contactos com fita azul. Remover todos os contactos nos dentes posteriores durante os movimentos excursivos laterais. O único contacto do dente posterior deve estar em relação cêntrica ou ACP. (Figura 6.14)

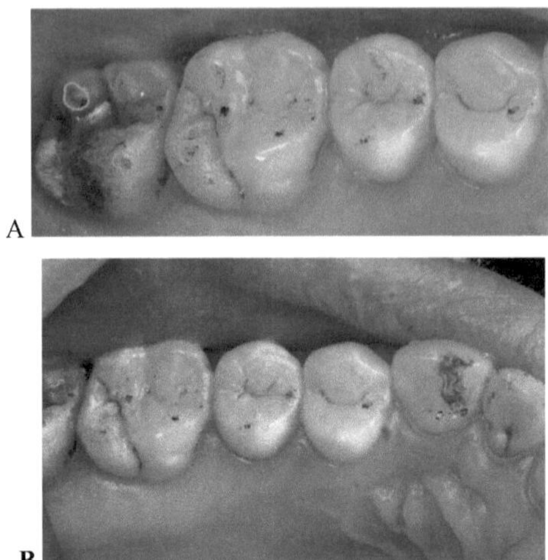


**Figura 6.14) a) Contactos em inclinações durante a excursão lateral b) remover todos os contactos marcados a vermelho e não tocar nas marcas pretas [5]**

7. Eliminar as interferências da excursão protrusiva: Remover todas as interferências posteriores na excursão protrusiva para estabelecer a desoclusão dos dentes posteriores na protrusão.

8. **Aperfeiçoar a orientação anterior:** Ajustar a orientação anterior em todas as excursões. Isto pode requerer uma redução adicional das inclinações de excursão nos dentes posteriores à medida que a orientação anterior é alterada.

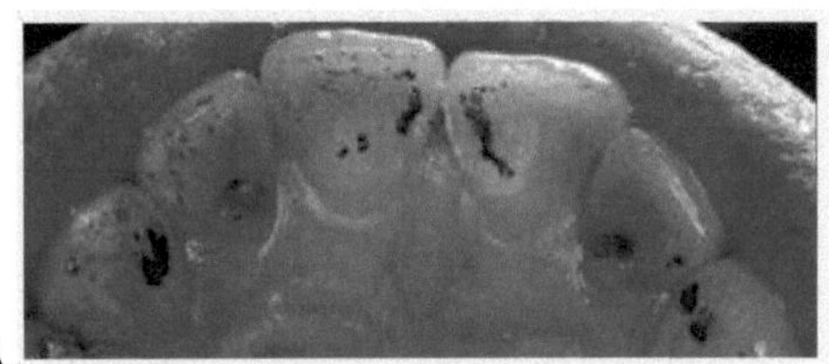

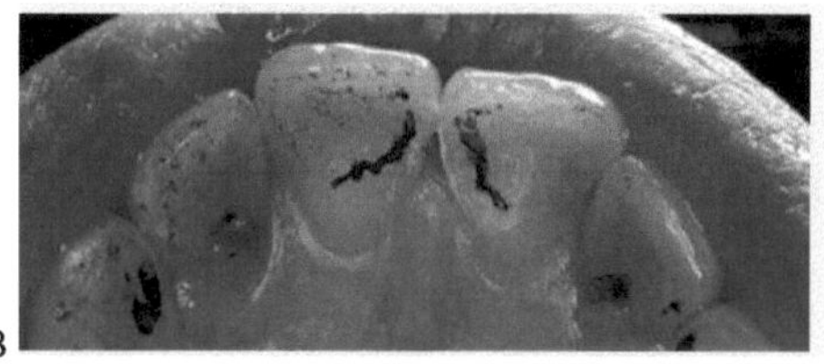

**Figura 6.15) A) Incisivo central esquerdo com contactos de orientação anterior irregulares B) Reduzir a área marcada a preto até a linha ficar lisa [2]**

9. **Verificar novamente os dentes posteriores:** Enquanto o doente cerra e mói com firmeza, certifique-se de que não existem contactos nas inclinações dos dentes posteriores.

10. **Verificar pontos na parte de trás, linhas na frente: Confirmar** o padrão de contacto oclusal, verificando se existem pontos nos dentes posteriores e linhas nos dentes anteriores.

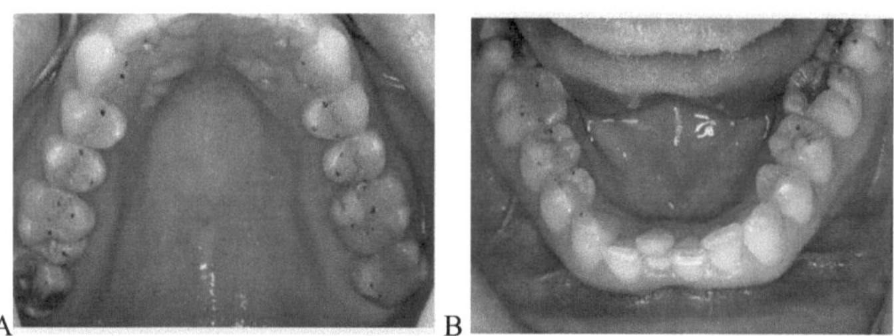

**Figura 6.16: Oclusão final perfeita obtida após o procedimento de equilíbrio A) Arco maxilar B) Arco mandibular [2]**

11. **Testar os resultados:** Testar os resultados do equilíbrio. Se qualquer aperto de boca vazio causar desconforto ou pressão em qualquer dente posterior, o equilíbrio não é considerado completo.

Esta abordagem sistemática ao equilíbrio tem como objetivo estabelecer uma oclusão harmoniosa que minimize as interferências, promova o conforto do paciente e assegure o funcionamento adequado das arcadas dentárias. Envolve uma análise cuidadosa, ajuste e verificação das relações oclusais para obter resultados óptimos.

# CAPÍTULO-7
# DESENVOLVIMENTO DE ORIENTAÇÃO ANTERIOR IMEDIATA E COMPLETA (ICAGD)

O Desenvolvimento Completo e Imediato da Orientação Anterior (ICAGD) é um procedimento de ajuste oclusal que se concentra principalmente no estabelecimento da desoclusão imediata dos dentes posteriores nas excursões laterais e, secundariamente, na excursão protrusiva. O ICAGD encurta o período de contacto entre os dentes posteriores funcionais e não funcionais na fase inicial da excursão, o que permite que os dentes anteriores ultrapassem a excursão quase imediatamente, razão pela qual é conhecido como "Desenvolvimento de Orientação Anterior Completo Imediato" [33][34]

**Tempo de desoclusão (Dt)**

O **"tempo de desoclusão"** é definido como o tempo durante o qual os molares e pré-molares do lado funcional e não funcional estão em contacto durante o movimento excêntrico. Basicamente, determina o tempo necessário para que os dentes posteriores se separem uns dos outros durante uma excursão. O tempo de desoclusão na oclusão de Classe I deve ser medido a partir da posição habitual de fecho até que apenas o canino, ou apenas o canino e o incisivo, entrem em contacto. No caso da oclusão de classe II, o tempo de desoclusão deve ser medido a partir da posição habitual de fecho até ao momento em que o pré-molar anterior de trabalho mais afastado é o único contacto observado. Para a oclusão de classe III, o tempo de desoclusão deve ser medido a partir da posição habitual de encerramento até ao contacto das superfícies de orientação anteriores, excluindo o pré-molar de trabalho (semelhante à oclusão de classe I).

O contacto dos pré-molares e molares nos movimentos excursivos laterais ativa mais músculos do que os dentes anteriores.

**Teoria do tempo de desoclusão**

No seu estudo, Kerstein provou que a atividade muscular contrátil é diretamente proporcional ao tempo de desoclusão. Um tempo de desoclusão longo (> 0,5 segundos) aumenta a atividade muscular no masseter e no temporal e conduz a uma disfunção muscular. Afirmou também que, ao diminuir o tempo de desoclusão para < 0,5 segundos, houve uma diminuição significativa da atividade muscular contrátil. Isto resultou na resolução de quase todos os sintomas crónicos de MPDS no mesmo mês.

O princípio subjacente é que um tempo de desoclusão prolongado comprime o ligamento periodontal durante muito mais tempo do que um tempo de desoclusão curto, o que, por conseguinte, ativa mais músculos. O ligamento periodontal é inervado por fibras nervosas sensoriais do nervo trigémeo, que transmitem a sensação de pressão, tato e dor do dente. Durante o movimento excursivo, são transferidas cargas não axiais para o dente, o que leva a um aumento da tensão nas fibras nervosas sensoriais do ligamento periodontal. As fibras tensas controlam a musculatura mastigatória com a ajuda da sensibilidade proprioceptiva e tátil.

**Cálculos de tempo DT [34]**

**Fórmula 1:** $\nabla$ **DT (seg) =** $\sum$ **[(Mw + M b+ Pw +Pb) n]**

em que **Mw** = interferência no molar de trabalho em segundos

**Mb** = interferências em molar não operacional em segundos

**Pw** = interferências no pré-molar de trabalho em segundos

**Pb** = interferências em segundos pré-molares não funcionais

**n** = número de segmentos de um filme de força medido durante a excursão

**Sequência do ICAGD**

O procedimento é totalmente oposto ao equilíbrio oclusal convencional, uma vez que não é feita qualquer tentativa de encontrar uma relação cêntrica e os contactos excursivos em todos os dentes posteriores são eliminados antes de quaisquer ajustes habituais de encerramento. O contacto pré-molar de trabalho só é desejável na oclusão de Classe II, onde este tipo de contacto seria o contacto orientador.

## Tratamento

Antes de qualquer tratamento, é efectuada uma análise do filme de força T-Scan para determinar os tempos de desoclusão de cada excursão. São necessárias cerca de 3 a 4 medições para obter a gama de tempos de desoclusão. Um tempo de desoclusão > 0,5 segundos indica a necessidade de terapia oclusal num doente crónico com MPDS.

**O procedimento ICAGD divide-se em duas fases terapêuticas**

Fase I: Redução do tempo I para < 0,5 seg.

Fase II: Refinamento da posição habitual de fecho.

**A fase I** é imperativa para o relaxamento muscular, pois é durante esta fase que os tempos de desoclusão são reduzidos para níveis neuromusculares saudáveis.

Os ajustes **da Fase II** só são efectuados depois de todas as interferências de Classe I, II e III terem sido removidas das excursões mandibulares bilateralmente, tal como descrito por Glickman.

Fase I: **Objetivo:** Para conseguir um tempo de desoclusão inferior a 0,5 segundos durante os movimentos da mandíbula, apenas as inclinações interferentes são modificadas, mantendo os contactos nas fossas centrais, nas cristas marginais e nas pontas das cúspides. O padrão de contacto ideal inclui contactos sólidos e arredondados nas fossas centrais, pontas das cúspides e/ou cristas marginais. Quaisquer riscos ou marcas de tinta nos dentes posteriores devem ser removidos, exceto nos pré-molares envolvidos na orientação lateral de trabalho em oclusões de Classe II. Ao contrário das regras de Schuyler, todas as inclinações interferentes nas cúspides de suporte ou perto delas são removidas de ambas as arcadas para minimizar a redução excessiva do esmalte e assegurar uma rápida separação dos dentes posteriores. Depois de efetuar estes ajustes, medir o tempo de desoclusão para cada excursão para assegurar que é inferior a 0,5 segundos. Se não for, continue a ajustar até atingir o tempo de desoclusão desejado.

Fase II: Durante uma série de consultas, são efectuados ajustes para garantir que os dentes se encontram de forma uniforme e confortável, com base no feedback do paciente e na análise T-Scan. O objetivo é aperfeiçoar a oclusão sem tentar forçar a mandíbula para uma posição específica. O ajuste do fecho habitual requer normalmente 2 a 9 consultas num período de 1 a 6 meses. O tratamento é interrompido quando o relaxamento muscular é mantido de forma consistente e os sintomas permanecem estáveis durante 1 a 3 meses.

É feita uma série de perguntas (Tabela 7.1) ao doente para determinar o conforto da sua oclusão nas consultas de acompanhamento, para descobrir as áreas de desconforto, pressão e contactos precoces na sua oclusão.

| **PERGUNTAS A FAZER AO DOENTE DURANTE O TRATAMENTO** |
|---|
| 1. Qual é a zona de maior compressão quando se morde? |
| 2. Tem alguns "pontos de balanço"? |
| 3. Aterra "diretamente" ou "desliza" na sua mordida? |
| 4. Os lados direito e esquerdo são iguais? |
| 5. Sente uma luz na parte de trás da sua boca? |
| 6. Morder dói-lhe a cara, as orelhas, o pescoço ou as têmporas? |
| 7. Sente alguma coisa estranha na sua mordida? |
| 8. Tem dificuldade em deslizar de um lado para o outro? |
| 9. Há algum aumento da tensão facial quando se morde? |

**Tabela 7.1) Perguntas a fazer ao doente sobre o conforto da sua oclusão [34]**

Ao efetuar o ICAGD, o tempo de desoclusão é encurtado através da remoção de interferências, aumentando assim a liberdade de movimento mandibular. A função muscular normal regressa geralmente no prazo de quatro a cinco semanas após a primeira sessão de tratamento.

**Utilização do T-Scan durante a Fase II**

Na Fase II, o T-Scan desempenha um papel crucial no aperfeiçoamento da posição habitual de fecho dos doentes. Eis como é utilizado:

- **Modo de tempo:** Esta funcionalidade do T-Scan ajuda a monitorizar a existência de contactos prematuros quando os dentes se juntam na sua posição de mordida natural e habitual. Ao identificar estes contactos prematuros, podem ser feitos ajustes para garantir uma mordida mais uniforme e confortável.
- **Modo de Instantâneo de Força:** Este modo mede a distribuição da força nos dentes durante a mordida. Mostra quais os dentes que estão a suportar mais força do que outros. Se algum dente estiver a exercer uma força excessiva, o T-Scan ajuda a identificá-lo para que possa ser ajustado, conduzindo a uma mordida mais equilibrada.
- **Modo de filme de força:** Durante este modo, o paciente morde firmemente o sensor T-Scan durante cerca de três segundos. O exame resultante fornece uma visão pormenorizada da forma como as forças são distribuídas pelos dentes durante o encerramento. Isto ajuda o operador a ver se algum dente específico está a exercer demasiada força, permitindo ajustes precisos para criar uma mordida equilibrada e confortável.

Globalmente, o T-Scan assegura que os ajustes efectuados na Fase II conduzem a uma oclusão distribuída uniformemente, reduzindo o desconforto e ajudando a manter o relaxamento muscular alcançado na Fase I.

**Desvio de relaxamento anterior**

O "desvio de relaxamento anterior" refere-se ao processo de relaxamento muscular que ocorre após a sessão inicial de tratamento no ICAGD, quando o tempo de desoclusão é reduzido. Funciona da seguinte forma.

- **Relaxamento muscular:** Após a redução do tempo de desoclusão, os músculos envolvidos na mastigação, como o masseter e o temporal, começam a relaxar. A atividade muscular reduzida permite a estes músculos alongarem-se e esticarem-se, o que os ajuda a sarar das contracções excessivas anteriores.

- **Ácido lático e oxigenação:** Com a redução das contracções musculares, a acumulação de ácido lático no músculo diminui e o oxigénio pode voltar a fluir para as fibras musculares. Esta oxigenação promove a cura e reduz a tensão nos músculos.

- **Movimento da mandíbula:** À medida que os músculos relaxam e se alongam, a mandíbula desloca-se naturalmente um pouco para a frente. Este movimento cria uma nova posição habitual de fecho, que é ligeiramente mais para a frente do que a posição de fecho original.

- **Sem ajustes de retrusão:** Uma vez que a deslocação para a frente é uma alteração positiva na função muscular, não são efectuados ajustes para forçar a mandíbula a regressar à sua posição original, mais retruída. Isto respeita o alinhamento novo e mais saudável que se desenvolveu naturalmente.

Esta mudança de relaxamento anterior ajuda a manter as melhorias na função muscular e no conforto da mordida conseguidas através do tratamento ICAGD

**Utilização de aparelhos na ICAGD**

Para o MPDS, o ICAGD é utilizado como tratamento de primeira linha. Tem sido relatado que um tratamento bem-sucedido pode ser alcançado com a terapia com aparelhos sem o uso de terapia oclusal para relaxar a musculatura. Com uma anamnese adequada, exame da oclusão e análise oclusal computadorizada T-Scan indicando tempo excessivo de desoclusão posterior, o tratamento pode ser iniciado sem o uso de terapia prévia com aparelhos. A ausência de splints é uma diferença significativa entre o equilíbrio oclusal tradicional e o ICAGD.

Este facto proporciona uma melhoria significativa em termos de tempo de tratamento, conforto do doente e satisfação durante a terapia MPDS. [7] [33]

## MECANISMO DE HIPERCONTRACÇÃO (FLUXOGRAMA)

Contacto prolongado com os dentes posteriores durante as excursões

Compressão dos ligamentos periodontais

Leva a sinais de contração enviados através do nervo trigémeo

Contração muscular excessiva

Acumulação excessiva de ácido lático nos

Conduz à isquemia tóxica muscular

Sintomas: Dor, fadiga, limitação da mastigação, cerrar os dentes, bruxismo

Possível envolvimento de outros músculos faciais (supra-orbitais, infra-orbitais, do terço médio da face, dos seios nasais e das regiões oculares)

Reduz a tolerância fisiológica à disfunção muscular em curso. A isquémia tóxica ultrapassa a resistência. Os sintomas tornam-se clinicamente visíveis (Figura 7.1)

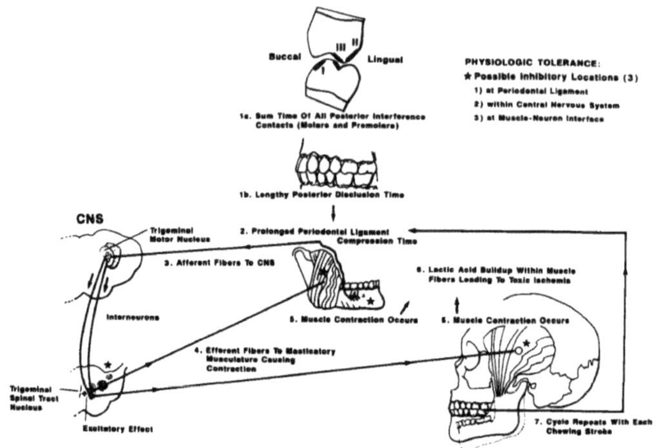


**Figura 7.1) Mecanismo de hipercontracção muscular**

Os doentes que não sofrem de MPDS têm provavelmente uma maior tolerância em comparação com os doentes que sofrem de MPDS. O mecanismo deve ser inibido nas vias do trigémeo para que os doentes não portadores de MPDS não apresentem sintomas

**Potenciais pontos de inibição**

1. no ligamento periodontal.

A magnitude das forças de compressão deve ser superior ao limiar para desencadear a contração muscular.

2. No SNC.

Como a informação do ligamento periodontal comprimido não é transmitida aos músculos através das fibras do nervo trigémeo, os músculos não se hipercontraem.

3. Ao nível do músculo

Na interface músculo-neurónio, os sinais de contração que chegam através do sistema nervoso central são suprimidos, assegurando que os sinais de contração excessivos que saem não excedem o limiar necessário para ativar a maioria dos potenciais de ação muscular. Esta regulação ajuda a preservar a função muscular normal, evitando a contração excessiva.

**Sequência de relaxamento muscular fisiológico da ICAGD**

1. A redução do tempo de desoclusão diminui drasticamente o tempo de compressão dos ligamentos periodontais.

2. Este tempo de compressão reduzido interrompe as instruções de contração muscular excessiva que são enviadas do ligamento periodontal para o SNC através das fibras do nervo trigémeo.

3. Ao minimizar as contracções musculares, a acumulação de ácido lático é reduzida, o que ajuda a pôr termo ao estado de isquemia tóxica em curso.

4. À medida que a oxigenação das fibras musculares é retomada, o tecido danificado começa a cicatrizar. Ao longo de aproximadamente quatro a cinco semanas após a redução do tempo de desoclusão, isto leva a um relaxamento muscular significativo e a uma melhoria da eficiência mastigatória, juntamente com a redução de outros sintomas, como a atividade parafuncional, a dor e a fadiga

O relaxamento é permanente porque o tempo de desoclusão permanece estável uma vez corrigido, uma vez que se trata de uma correção permanente da oclusão.

**RESUMO**

O objetivo do ICAGD é separar imediatamente os dentes posteriores, concentrando-se principalmente nos movimentos laterais direito e esquerdo e, secundariamente, nos movimentos protrusivos. Um tempo de desoclusão de < 0,5 s após o tratamento é crucial para o sucesso da terapia.

Após atingir o objetivo inicial do tratamento, o processo envolve o aperfeiçoamento da nova posição natural da mordida do paciente através de consultas semanais. Isto é feito com a ajuda do paciente e de um analisador oclusal chamado T-Scan, que avalia as forças de mordida e os pontos de contacto para garantir que a mordida é confortável e está corretamente alinhada.

O ICAGD oferece vantagens significativas em relação ao equilíbrio oclusal tradicional para o tratamento da MPDS crónica. Essas vantagens incluem um tempo de tratamento mais rápido, menos ajustes no fechamento habitual e maior satisfação do paciente.

# CAPÍTULO-8
# CONCLUSÃO

O equilíbrio oclusal é um procedimento clínico que tem como objetivo obter uma oclusão estável, em que as superfícies oclusais dos dentes interagem harmoniosamente durante os movimentos funcionais. Esta estabilidade é crucial para distribuir uniformemente as forças mastigatórias e, assim, minimizar o desgaste excessivo dos dentes individuais e evitar o stress indevido na articulação temporomandibular (ATM). O equilíbrio oclusal eficaz aborda e corrige quaisquer interferências oclusais para assegurar interações suaves e equilibradas entre os dentes, melhorando assim a função dentária global, o conforto e a saúde oral a longo prazo.

Os procedimentos seguidos pelo Dr. Robert Kerstein e Dawson diferem nas suas técnicas e filosofias subjacentes, mas partilham o objetivo comum de alcançar uma harmonia oclusal óptima. A abordagem de Dawson é mais **orientada para a biomecânica**, centrando-se na obtenção de uma **relação cêntrica (RC)** estável e reprodutível antes de qualquer ajuste oclusal. O seu método enfatiza a importância de uma oclusão estável que proteja tanto os dentes como as articulações temporomandibulares (ATMs) . No entanto, a abordagem de Kerstein ao equilíbrio oclusal enfatiza a utilização da **análise oclusal digital** através da **tecnologia T-Scan**. Este dispositivo permite a visualização altamente detalhada e em tempo real dos contactos e forças oclusais. A redução do tempo de desoclusão foi uma parte fundamental da sua estratégia para proteger os dentes e a articulação temporomandibular (ATM) de forças excessivas e para melhorar a função e o conforto dentário em geral.

Para muitos pacientes, o equilíbrio oclusal é a opção de tratamento mais conservadora, oferecendo uma abordagem não invasiva para alcançar a estabilidade e o equilíbrio no sistema mastigatório. Nalguns casos, pode ser combinado com outras modalidades de tratamento para resolver problemas mais complexos. No entanto, para outros pacientes, pode não ser a escolha adequada e podem ser necessários tratamentos alternativos. É fundamental compreender os princípios da estabilidade e do equilíbrio do sistema mastigatório e seguir um raciocínio rigoroso para a correção oclusal.

Quando aplicado corretamente, o equilíbrio oclusal é um dos procedimentos mais previsivelmente bem sucedidos em medicina dentária. Sem esta opção, os pacientes podem ser confrontados com tratamentos menos eficazes, mais extensos ou, em alguns casos, sem qualquer tratamento.

# BIBLIOGRAFIA


1. Santos Júnior J dos. Oclusão: Princípios e Conceitos. Louis, Mo: Ishiyaku EuroAmerica; 1996. p. 100.

2. Dawson PE. Oclusão funcional: Da ATM ao desenho do sorriso. 1ª ed. St. Louis: Mosby; 2007

3. Layton DM (Ed.), Morgano SM, Muller F, Kelly JA, Nguyen CT, Scherrer SS et al. Glossário de Termos de Dentisteria Protética 2023, 10ª edição. J Prosthet Dent 2023; 130: e1-e126.

4. Schuyler CH: Princípios fundamentais na correção da desarmonia oclusal natural e artificial. JADA 1935; 22:1193-202

5. Okeson JP. Gestão de distúrbios temporomandibulares e oclusão. St. Louis, MO: Elsevier/Mosby; 2013.

6. Robert B. Kerstein. Peter A. Neff.A Comparação entre a Equilibração Oclusal Tradicional e o Desenvolvimento de Orientação Anterior Completa Imediata, CRANIO® . 1993;11:126-40.

7. Kerstein R, Farrel S: Tratamento da síndrome de disfunção da dor miofascial com equilíbrio oclusal. J Prosthet Dent 1990; 63:695-700

8. Bailey JO. Ajuste oclusal. Dent Clin North Am 1995;39:441-58

9. Ramfjord, S. R. e Ash, M. M., Jr.: Oclusion. Philadelphia, W. B. Saunders Co., 1971,137-40.

10. Schreiber HR. Ajuste oclusal através de trituração selectiva e ferulização. J Am Dent Assoc 1959;59:1179-82.

11. Janson G, Crepaldi MV, Freitas KM, de Freitas MR, Janson W. Estabilidade do tratamento da mordida aberta anterior com ajuste oclusal. Am J Orthod Dentofacial Orthop. 2010:14.e1-7

12. Popa ST, Popescu SM,. Constantinescu MV. Equilíbrio oclusal. entre a opção e a realidade clínica. Stoma Edu J. 2015;2:57-63

13. Yiannios N, Kerstein RB, Radke J. Treatment of frictional dental hypersensitivity (FDH) with computer-guided occlusal adjustments (Tratamento da hipersensibilidade dentária por fricção) com ajustes oclusais guiados por computador). Cranio. 201;35: 347-57.

14. Feltrin, P., Piccin, H. J., & Ricci, W. A. (2020). *Logical: Uma Abordagem Clínica da Oclusão*). Editora Quintessência

15. Ruiz jl. Sete sinais e sintomas de doença oclusal: a chave para um diagnóstico fácil. Dent today. 2009;28:112-113.

16. Sharma A., Rahul G.R., Poduval S.T., Shetty K., Gupta B., Rajora V. História dos materiais utilizados para registar marcas de contacto oclusal estáticas e dinâmicas: uma revisão da literatura. J. Clin. Exp. Dent. 2013;5(1):48-53.

17. Ingervall B. Contactos dentários no lado funcional e não funcional em crianças e jovens adultos. Arch Oral Biol. 1972;17:191-200.

18. Durbin DS, Sadowsky C. Alterações nos contactos dentários após ou depois do tratamento dentário. Am J Orthod Dentofacial Orthop. 1986;90:375 82.

19. Ziebert GJ, Donegan SJ. Contactos dentários e estabilidade antes e depois do ajuste oclusal. J Prosthetic. 1979;42:276-81.

20. Davies SJ, Gray RJ, Al-Ani MZ, Sloan P. Worthington H. Inter- and intraoperator reliability of the recording of occlusal contacts using occlusal sketch acetate technique. Br Dent J. 2002;193:397-400

21. . Ehrlich J, Taicher S. Contactos inter-espaços da dentição natural em oclusão cêntrica. J Prosthet Dent. 1981;45:419-21

22. Saraçoğlu A, Ozpinar B. Avaliação in vivo e in vitro da sensibilidade do indicador oclusal. J Prosthet Dent. 2002; 88:522-6.

23. Takai A, Nakano M, Bando E, Hewlett ER. Avaliação de três métodos de exame oclusal utilizados para registar os contactos dentários em movimentos excursivos laterais. J Prosthet Dent. 1993; 70:500-5

24. Dr. E Eshona Pearl, Dr. Marbon Joevitson, Dr. T Sreelal, Dr. Giri Chandramohan, Dr. Aparna Mohan, Dr. Allen Jim Hines. Marcando o invisível - Uma revisão dos vários indicadores e técnicas oclusais. Int J Appl Dent Sci 2020;6(2):377-381

25. ovira-Lastra B, Khoury-Ribas L, Flores-Orozco EI, Ayuso-Montero R, Chaurasia A, Martinez-Gomis J. Precisão dos sistemas digital e convencional na localização dos contactos oclusais: Um estudo clínico. J Prosthet Dent. 2024; 132:115-22.

26. Watt DM. Gravação dos sons do contacto dentário: uma técnica de diagnóstico para avaliação de distúrbios oclusais. Int Dent J. 1969;19:221-38.

27. Kifune R, Honma S, Hara K. O desenvolvimento de um novo aparelho de controlo do som oclusal. Nihon Shishubyo Gakkai Kaishi.1985;27:482-91

28. Arihant Bathiya1, Sweta Kale Pisulkar2. Análise oclusal digital utilizando o scanner T: O seu papel, mecanismo, exatidão e aplicação. Ciência Médica, 2020, 24(105), 2826-2834

29. Chowdhary R, Sonnahalli NK. Aplicações clínicas da tecnologia de análise oclusal digital quantitativa T-Scan: uma revisão sistemática. Int J Comput Dent. 2024 Mar 26;27(1):49-86

30. Jauregi M, Amezua X, Iturrate M, Solaberrieta E. Repetibilidade e reprodutibilidade de 2 analisadores oclusais digitais para medir o equilíbrio das forças de contacto oclusal dos lados direito e esquerdo: Um estudo in vitro. J Prosthet Dent. 2024 ;132:179-87.

31. Okamoto M, Tanabe N, Fukazawa S, Oyamada Y, Kondo H. Precisão do registo ótico interoclusal utilizando um scanner intra-oral. J Prosthodont Res. 2023 13;67:619-625.

32. Liau JJ, Cheng CK, Huang CH, Lo WH. Efeito da película sensível à pressão Fuji nas caraterísticas reais de contacto da articulação tibiofemoral artificial. Clinical biomechanics. 2002 Nov 1;17(9-10):698-704.

33. Kerstein R, Wright N: Uma análise electromiográfica e informática de pacientes que sofrem de síndrome de disfunção de dor miofascial crónica: Antes e depois do tratamento com desenvolvimento de orientação anterior completa imediata. J Prosthet Dent 1991; 66(5):677-686

34. Kerstein RB. Uma comparação entre o equilíbrio oclusal tradicional e o desenvolvimento de orientação anterior completa imediata. CRANIO®. 1993;11:126-40

## ANEXO -I RELATÓRIO DE ORGINILALIDADE ELABORADO POR TURNITIN SOFTWARE

ORIGINALITY REPORT

| 21% | 16% | 9% | 4% |
| --- | --- | --- | --- |
| SIMILARITY INDEX | INTERNET SOURCES | PUBLICATIONS | STUDENT PAPERS |

PRIMARY SOURCES

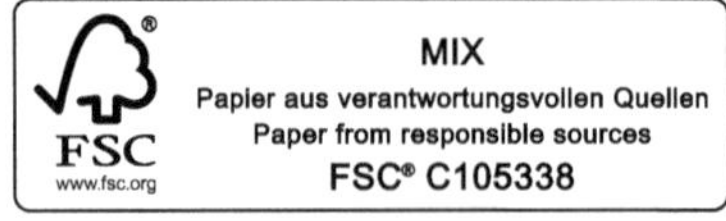


Printed by Books on Demand GmbH, Norderstedt / Germany